老年期痴呆康复与照料

陈中鸣　童建业　主编

U0227178

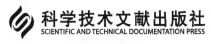

科学技术文献出版社
SCIENTIFIC AND TECHNICAL DOCUMENTATION PRESS

·北京·

图书在版编目（CIP）数据

老年期痴呆康复与照料 / 陈中鸣，童建业主编. —北京：科学技术文献出版社，
2017.8（2019.11重印）
 ISBN 978-7-5189-3116-3

Ⅰ.①老… Ⅱ.①陈… ②童… Ⅲ.①老年痴呆症—康复 ②老年痴呆症—护
理 Ⅳ.① R592 ② R473.5

中国版本图书馆 CIP 数据核字（2017）第 179363 号

老年期痴呆康复与照料

策划编辑：周国臻　　责任编辑：王瑞瑞　　责任校对：张吲哚　　责任出版：张志平

出　版　者	科学技术文献出版社	
地　　　址	北京市复兴路15号　　邮编 100038	
编　务　部	（010）58882938，58882087（传真）	
发　行　部	（010）58882868，58882870（传真）	
邮　购　部	（010）58882873	
官方网址	www.stdp.com.cn	
发　行　者	科学技术文献出版社发行　　全国各地新华书店经销	
印　刷　者	北京虎彩文化传播有限公司	
版　　　次	2017 年 8 月第 1 版　2019 年 11 月第 10 次印刷	
开　　　本	710×1000　1/16	
字　　　数	129千	
印　　　张	12.25	
书　　　号	ISBN 978-7-5189-3116-3	
定　　　价	48.00元	

编委会名单

序

　　老年性痴呆学名阿尔茨海默病（Alzheimer's disease，AD），是神经系统退行性疾病，以进展性认知功能下降为特征，通常以近记忆能力减退起始，逐步导致智能广泛受损，伴多种精神行为症状和基本日常生活能力丧失，需要长期照料，消耗大量人力、财力，给家庭、社会带来巨大压力和沉重负担。《世界阿尔茨海默病2015年报告》显示，每年新发痴呆病例990万，这意味着每3.2秒增加1例，目前全球约有4680万痴呆患者。我国是世界上老龄人口最多的国家，其中，约有1000万痴呆患者，是痴呆患者最多的国家。这些数字将随着人口老龄化的加速而不断增长，老年痴呆导致的健康问题、经济问题、社会问题等已成为全球性的严重问题，引起了广泛的重视。因此，老年痴呆的预防和治疗已成为目前亟待攻克的世界性难题。

　　预防为主是我国的卫生方针之一，但我们做得并不好，在老年痴呆的预防上连一个系统的科学理念都没有，已经形成共识的只有"早期"，那么，什么是早期呢？尚无确切的内涵，60岁、55岁、

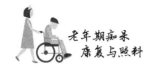
45 岁，相对于 65 岁都是早期，因此，在指导临床和预防的实际工作中没有可操作性。有研究显示，老年痴呆病理生物学变化早于其临床症状，在痴呆诊断前 5 ～ 10 年脑脊液的 Aβ42 已经完全异常，而 tau 蛋白异常甚至可能早于 Aβ 异常出现。在痴呆的临床前期——轻度认知功能障碍阶段（MCI），淀粉样蛋白沉积已达到顶峰，即使在 MCI 阶段进行治疗也不能阻止老年痴呆进展。功能影像技术在老年痴呆领域的应用逐渐成熟，在老年痴呆早期甚至是青少年期，就已发现和老年痴呆相关的特征性脑网络和脑白质微结构改变。这些研究成果提示我们，老年痴呆防治任务是十分艰巨的，我们曾经认为的最佳的干预时机是 MCI 阶段，现在看来也为时已晚。再看看治疗方面，在近 30 年有近 200 种新药研发失败，现在临床上仅有的几种药品也仅能抑制病情的快速进展，有时还很不理想，可见，以药物为手段的治疗尚存在非常大的困难。根本的原因是病因不清，虽然在病因的探索与研究方面做了大量的工作，但却没有质的突破。上述种种，说明我们对老年痴呆的了解还很不够，还有太多的问题、难关需要我们去解决、去探索、去研究、去克服，我们要走的路还十分遥远。面对这种状况，我们能做的：一是潜心研究老年痴呆的病因病机、预防和治疗的方法及策略；二是运用好已经取得的成果，精心治疗、照护每一个患者，尽最大可能提高其生活质量；三是做好广泛深入的宣传，进一步引起政府的重视和投入，引起全社会的关注和重视。相信通过我们不懈的努力，老年痴呆的防治难关一定会被攻破，老年痴呆患者的春天一定会到来。

陈中鸣主任医师领衔编写的《老年期痴呆康复与照料》一书就

是对目前老年痴呆预防、治疗、护理、照料、康复等方面的总结，既是对老年痴呆科普知识的宣传，也是进行老年痴呆防治、康复与照料技术的推广与应用，其通俗易懂的写作风格使普通民众容易接受。对年轻医生，不管是从事临床工作的，还是从事社区防治工作的都有指导意义，应该说是一本值得研读的好书。

能为本书作序，我感到十分荣幸，其实我也很愿意，不仅仅因为我们是同道，是好友，更是出于对作者的敬佩。1984年美国成立了由75个会员国参加的国际阿尔茨海默病协会（ADI）；2002年中国老年保健协会成立了中国老年痴呆与相关障碍委员会（Alzheimer's Disease Chinese，ADC），同年加入ADI；2006年中华医学会精神科分会成立了老年精神障碍学组，并开展了一系列的学术活动，上述组织的建立对加快老年精神卫生工作的开展起到了积极的作用。根据国内外的形势，结合浙江省的实际情况，为了更好地开展老年精神障碍的研究工作，促进学术交流，推动老年精神卫生工作的全面发展，提高浙江省老年人群的心理健康水平，我们认为成立相关组织是非常必要的。2007年由我牵头成立了浙江省医学会精神科分会老年精神障碍学组，陈中鸣主任医师加入了这个充满活力的年轻团队并担任副组长，从此，我们在老年精神障碍的领域里进行了密切的合作。由于大家的共同努力，这个学组发展得很好，所做的工作得到了省内外专家同道的一致认可，也得到了省医学会的高度评价，故于2014年获准升格为分会，2016年浙江省医学会老年精神障碍分会正式成立。这期间，陈中鸣主任医师做了大量工作，尤其是在他的带领下，宁波地区老年痴呆的防治工作取得了长足的进步，已经

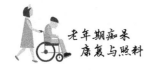

形成学科优势，在浙江省老年精神障碍领域发挥了重要作用。

陈中鸣主任医师除了积极活跃在老年痴呆的医、教、研、防等方面，还积极地总结经验，注重传承，《老年期痴呆康复与照料》的面世就是最好的例证。该书共分6篇，分别介绍了老年痴呆的一般知识，老年痴呆的诊断、治疗、生活照料、心理调护、康复训练、预防及社会支持等内容，应该说，介绍得非常全面，深入浅出，条理清晰，其中一大特点就是在每个章节中都加入了精心选择的病例，增强了可读性和实用性。学习后，受益匪浅。

在此，我要感谢陈中鸣主任医师聘请我为本书的顾问，我很珍惜，因为这是我学习的极好机会。也借此机会，诚挚祝愿陈中鸣主任医师能再接再厉，取得更大的成绩！

2016 年 12 月于杭州

序作者：中国心理卫生协会老年心理卫生专业委员会主任委员，浙江省医学会精神科分会主任委员。

前　言

　　1982 年大学毕业以后，我一直从事精神科临床工作。1999 年，宁波市康宁医院决定组建老年科，作为首任科主任，我和老年团队的每一位成员，经历了艰辛、困难而又难忘的日日夜夜。从人员招募、病房布局到设备配置，一切从零开始，经过 18 年的不懈努力，宁波市康宁医院老年康复护理中心专业队伍不断发展壮大，形成了集医疗、护理、教学、科研、预防于一体，立足宁波，辐射浙东地区的专业团队。

　　国家统计局数据显示，截至 2012 年年底，60 岁以上老年人口已达 1.94 亿。我国目前已经进入老龄化社会。根据阿尔茨海默病国际协会（Alzheimer's Disease International, ADI）发布的《世界阿尔茨海默病 2015 年报告》显示，2015 年全球约有 4680 万痴呆患者（本书为便于阅读，以"痴呆"一词代替"阿尔茨海默病"），并以每 20 年翻一番的速度在增长。一项国际调查显示，目前，中国的痴呆患者约有 919 万（柳叶刀杂志，2013）。另有调查显示，宁波市城区老

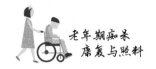

年期痴呆患病率达 4.91%，轻度认知功能障碍患病率达 8.73%。老年期痴呆由于患病率高、病程长、医疗费用高、致残率高等特点，给个人、家庭及社会带来了沉重的负担，因此亟须政府和全社会的关注。

近年来，宁波市康宁医院老年精神科团队主持完成了"宁波市城区老年性痴呆流行病学调查与防治网络和支持体系的建立"（市卫生局项目：2010A10）、"轻度认知功能障碍社区干预路径研究"（省卫生厅项目 2011RCA033）、"基于多状态 Markov 模型和健康相关生存质量的遗忘型轻度认知功能障碍转归的定量研究"（宁波市自然科学基金：2013A610254）、"宁波市老年期痴呆患者生命质量、疾病负担和支持体系研究"（市卫生局项目：2014A16）、"痴呆患者伴发谵妄的识别及综合干预研究"（市卫生局项目：2014A15）、"老年性痴呆康复技术在基层机构的适用及推广"（市科技局科技惠民项目：2015C50006）等一系列项目，参与了国家"十一五"科技攻关计划项目、"抑郁症与老年性痴呆基层适宜技术成果转化项目"（浙江省科技厅成果转化项目：2013T301-19）、"重大精神疾病转化医学项目"（宁波市科技创新团队：2015C110026），形成了一批科技成果。

为推广老年期痴呆基层防治与康复技术，我们和宁波市江东区民政局进行了社区推广和管理模式的探索。江东区的养老服务工作在区委区政府的高度重视下，在浙江省、市民政部门的精心指导和社会各界的广泛参与下，基本建成了适合江东区老年人需求的社会化养老服务体系，并且取得了长足的进展。

多年的临床实践，尤其是对老年期痴呆患者诊治及与患者家属相处的过程中，我深深地体会到患者的痛苦和家属的不易、无助和无奈。由于宣传力度不够，民众对老年期痴呆的知识匮乏、认识不足，很多来医院就诊的患者已属疾病的中、晚期，患者表现为进行性记忆下降、智能损害、生活自理能力明显下降乃至丧失，完全需要他人照料，给本人及家庭带来的痛苦和压力可想而知。

抑或是频频被老年期痴呆患者及其家属的绝望冲击，但更多的是一个医者的责任感和同情心，我和我的同道们决定把我们临床工作的点滴体会结合在社区开展的老年期痴呆基层防治与康复技术进行归纳、总结，整理成这本书，期望用直白、通俗的文字介绍老年人心理健康的标准、常见的心理问题，老年期痴呆的早期表现、诊断、治疗，老年期痴呆患者的生活照顾、心理调护、康复训练及照护者的情绪调节和心身健康问题等，希望和同道、社会爱心人士、老年朋友、有老人的家庭及老年期痴呆患者的家属分享。

由于我的知识面和专业水平有限，在观点及科学性方面，谬误及不足之处在所难免，敬请各位同道及广大读者不吝指正。

在编写过程中，得到了我所在单位及宁波市江东区民政局领导的大力支持，得到了中国心理卫生协会老年心理卫生专业委员会主任委员、浙江省医学会精神科分会主任委员于恩彦教授的全力支持并作序，在此一并致以诚挚的谢意。

陈中鸣

2017 年 4 月于宁波

目　录

第一篇　认识他

第一章　认识老年期痴呆 3

第二章　如何诊断老年期痴呆 12

　第一节　老年期痴呆患者的先兆表现 12

　第二节　老年期痴呆的十大征兆 15

　第三节　老年期痴呆的诊断步骤 18

　第四节　痴呆的常见类型与表现 20

　第五节　痴呆老人抗拒就医怎么办？ 27

第二篇　治疗他

第三章　老年期痴呆的治疗 31

　第一节　老年期痴呆早期治疗的重要意义 31

　第二节　老年期痴呆治疗的方法 32

　第三节　老年期痴呆药物治疗 33

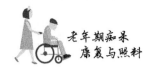

第三篇　照护他

第四章　老年期痴呆的生活照护 41

　第一节　照护原则 41

　第二节　照护内容 44

第五章　老年期痴呆的精神行为照护 67

　第一节　痴呆老人出现重复行为怎么办？ 67

　第二节　痴呆老人出现幻觉怎么办？ 70

　第三节　痴呆老人出现妄想怎么办？ 72

　第四节　痴呆老人出现焦虑抑郁怎么办？ 75

　第五节　痴呆老人出现错认怎么办？ 78

　第六节　痴呆老人出现喜怒无常和攻击行为怎么办？ 81

　第七节　痴呆老人出现游荡行为怎么办？ 84

　第八节　痴呆老人出现"捡破烂"行为怎么办？ 86

第六章　他的心理调护 89

　第一节　老年人心理健康的标准 89

　第二节　老年人心理衰老的表现 91

　第三节　心理衰老与身体衰老的关系 94

　第四节　老年人的心理需求 96

　第五节　影响老年人心理健康的因素 97

　第六节　老年人常见的心理问题 99

　第七节　老年人保持心理健康的秘诀 101

　第八节　保持老年人心理健康的"三大法宝" 105

　第九节　他的心理护理 106

第十节 与他的语言沟通 107

第十一节 与他的非语言沟通 110

第四篇 关爱他

第七章 康复训练 113

第一节 音乐使他安静 117

第二节 认识自己，让他找到回家的路 120

第三节 过去的美好时光 123

第四节 多重感官刺激对老年期痴呆的作用 125

第五节 和他一起做力所能及的事 127

第六节 躯体康复——可以让他老得慢一点 130

第七节 康复游戏集锦 133

第五篇 保护他

第八章 勤用脑，爱思考 139

第九章 多读书，有好处 140

第十章 常锻炼，强身体 141

第十一章 调饮食，贵均衡 142

第十二章 勤动手，好处多 146

第十三章 有爱好，要坚持 149

第十四章 交朋友，常联系 151

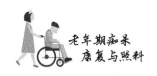

第十五章　调心理，莫生气 ·············· 152

第十六章　转眼珠，助回忆 ·············· 154

第十七章　护好头，保视听 ·············· 155

第十八章　防慢病，早治疗 ·············· 157

第六篇　支持他

第十九章　照护者的压力与负荷 ·············· 163

第二十章　对照护者身心的影响 ·············· 167

第二十一章　对照护者家庭事业的影响 ·············· 169

第二十二章　寻求帮助和情感支持 ·············· 171

第二十三章　照护者的情绪调节与身心健康 ·············· 173

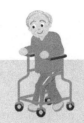

第一篇

认识他

第一章
认识老年期痴呆

一、老年期痴呆流行病学资料

1. 世界卫生组织与国际阿尔茨海默病协会联合发布报告，2012年全世界有 3560 万痴呆患者，每过 20 年，这个数字将翻一番。目前，全球每 4 秒就新出现一例痴呆患者。我国正急速迈入高龄化社会，人的平均寿命越来越长，尤其女性的平均寿命已接近 80 岁。全国老龄工作委员会办公室发布了《2013 年度中国老龄事业发展统计公报》，公报显示，我国 60 岁以上老年人有 2.02 亿，老龄化水平达到 14.8%。专家预计到 2040 年，60 岁及以上老人将达到约 4 亿，老年人所占的比例明显增高，与之相应，老年期痴呆患者人数也随之明显增加。目前，中国有老年期痴呆患者 800 万之多，而且每年平均有 30 万新发病例。

2. 据统计，截至 2014 年年末，宁波市 60 周岁及以上户籍老年人口较 2013 年增加 6.8 万，达到 125.5 万，占户籍人口总数的 21.5%。2014 年，宁波市老年人口系数（即占户籍人口比重）较上年提高 1%。统计显示，截至 2014 年年末，宁波市 70 岁、80 岁、90 岁以上老年人口分别为 50.9 万、19.2 万、2 万，百岁老人 197 人。

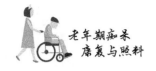

据宁波市老龄办工作人员介绍，截至 2014 年年末，宁波市 80 岁以上老年人口占比达 15.3%，年增长率连续 3 年超过 5%。2011 年和 2014 年宁波市康宁医院两次对宁波市城乡社区调查统计，60 岁以上人群痴呆患病率达 4.91%，宁波市痴呆老人约有 5.27 万，且此数字将随着老年人口的攀升还会不断增长。老年期痴呆患者由于病程长、医疗费用高、致残率高等特点，往往给个人、家庭及社会带来沉重的负担。宁波市江东区民政局非常注重老年期痴呆人群，在宁波市康宁医院老年期痴呆学科组的指导下，开展了宁波市江东区老年记忆关爱项目，通过整群系统随机抽样的方式，对 5026 位 60 岁以上老年人进行了筛查，筛查出痴呆患者 236 人，患病率达 4.70%；轻度认知功能障碍患者 416 人，患病率达 8.28%。痴呆和轻度认知功能障碍的总患病率达 12.97%。

3. 作为老年常见病，老年期痴呆已成为严重危害老年人健康的一种疾病。痴呆是继心血管病、脑血管病和恶性肿瘤之后，老年人健康的"第四大杀手"，给老年人带来心智上的严重损害，生活质量低下，耗费大量的优质陪护人员，是继癌症和心脏病后排名第三的花费最大的疾病。

4. 尽管如此，人们对老年期痴呆没有足够重视，尤其是对早期识别、治疗和护理老年期痴呆患者仍然有许多疑问和误解。

二、什么是老年期痴呆？

老年期痴呆，或老年性痴呆，顾名思义，是指发生于老年时期的痴呆，是脑或身体的疾病引起的脑神经细胞减少，从而记忆力、判断力出现障碍，导致日常生活无法自理，出现妄想、幻觉、不安等不同症状，给家庭及周围的人造成困扰。目前在国内，人们仍习惯性地把老年期智能障碍并伴随社会功能的损害的状态叫作老年期痴呆。然而，"痴呆"这个用词含有一定的歧视心态，如同称呼盲人为"瞎子"，称呼聋哑人为"聋子"一样。在医学界，"痴呆"正在被认知功能障碍所代替，日本 2004 年将其更名为"认知症"，中国香港将其改名为"认知障碍症"，中国台湾地区使用"失智症"，这样感觉比较人性化、口语化而且贴切。

案例

　　家庭主妇张大妈，62 岁，有一手好厨艺，不只是家人捧场，亲朋好友最期盼的便是张大妈的邀请。只要她下厨，即便只是煮几道家常菜，大家都吃得尽兴。但是，家人发现，最近张大妈做菜不是煮得太咸，像打翻了盐罐子，就是淡得毫无味道。女儿有一天陪妈妈在厨房烹饪时发现，明明前一刻妈妈才加了盐、调味料，一转身，她又重复加了三四次。女儿提醒她加过盐了，张大妈一脸疑惑，问："加了吗？"没隔多久，家人发现，菜咸不咸还在其次，更要命的是，张大妈有一次水龙头没关就出门了，一回家，才知家里闹水灾；有时烧开水，炉火没关就离开了，险些酿成火灾。张大妈家人从此以后再也不敢让张大妈进厨房。张大妈除了最近记忆力明显下降外，原来熟悉的日常事务也开始混乱了，女儿陪着她去医院检查，医生说她患了一种称为"老年期痴呆"的疾病。

三、为什么会出现老年期痴呆？

1. 老年期痴呆患者的大脑内部出现了许多不能清除的坏死沉淀

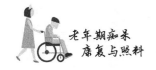

物，而且大脑神经细胞数量大量减少，出现脑萎缩。

2.由于大脑内神经细胞数量的锐减导致脑力衰退及情感和性格发生变化，最终影响日常生活能力。

3.本病起病缓慢，病程呈进行性、不可逆性，病因迄今不明。

四、记性不好就是老年期痴呆吗？

与过去人们对老年期痴呆记忆力减退知之甚少不同，现在人们似乎又表现得过于"敏感""紧张"。老人一出现记忆力衰退的情况，家人就会担心，是不是老年期痴呆了？在精神医学上，老年健忘称为良性遗忘，是生理退行性改变，属衰老的必然结果；老年期痴呆的记忆力衰退，叫作恶性遗忘，是病理性改变，属脑器质性疾病引起的智能减退。一般来讲，可从以下几方面先自行区别。

1.遗忘性质不同　老年健忘是部分遗忘，恶性遗忘是全部遗忘。例如，白天来了客人，晚上子女回家后，良性遗忘的老人会对子女说，有人来过了，但却记不起来者的姓名，而老年期痴呆患者不是部分遗忘，而是根本不记得有人来过。

2.认知能力不同　老年健忘只是记忆力减退，而认知能力健全，能清楚地分辨时间、地点和人物之间的关系。老年期痴呆患者丧失了认知能力，他们不知道年月日，分不清上午、下午、白天和晚上，因此，常常白天睡觉，晚上活动。他们不认识家属，甚至不认识镜中的自己，外出后不认识回家的路。

3.情绪变化不同　老年健忘者，会为自己的健忘而担忧、焦虑。而痴呆老人的情感世界则变得平淡、与世无争、麻木不仁，也有的表现为原来非常大方，现在却非常小气。

4.思维活动不同　许多健忘的老人知道自己记忆力减退，会准备一本备忘录，或常叫家属提醒，除记忆力减退外，其他思维活动均正常。老年期痴呆患者，思维活动越来越迟钝，思维内容越来越贫乏，反应迟钝，整个脑功能全面减退。对疾病的态度，多数健忘老人积极要求治疗，想方设法提高记忆力，而老年期痴呆患者完全没有治疗要求。所以，只是出现记忆力减退不要盲目担心。随着年龄的增大，通常都会出现记忆力下降，但记忆力下降不一定就是老年期痴呆，先不要有太多心理负担。影响记忆力的原因有很多，如老年抑郁症、维生素的缺乏、长期大量酗酒、某些药物的不良反应、甲状腺机能的减退等。这些原因都是可以纠正和扭转的，去除了这些原因之后，记忆力就可以在相当大的程度上恢复。所以，你去看医生时，除了告诉医生你的记忆力不好以外，还要告诉医生最近的心情如何，在服什么药物，是否喝酒、每天喝多少。除了记忆力的问题以外，还有没有别的症状，以帮助医生找出可能影响记忆力的其他原因。家人一定要及时关注老人的身体情况，鼓励老人不断地学习、用脑，适当地活动身体。饮食上除了注意平衡营养外，还可以补充抗老健脑食物，如大豆、芝麻、胡桃、红枣、海参、玉米油、香菇、山楂、黑豆、枸杞等。

目前，痴呆研究领域的课题——轻度认知障碍，是介于正常老年化与痴呆之间的状态，患者出现与其年龄不相称的记忆力损害，经过一段时间后大多数患者会转变为痴呆。如果觉得自己或家人最近记忆力下降明显，特别是记忆力下降伴有其他的脑功能障碍。例如，语言和认识的障碍，应该及时向医生请教，找出症状原因，及时进行早期治疗。

五、哪些人容易患老年期痴呆？

1.遗传　老年期痴呆有一定的遗传性，特别是发病年龄轻者，

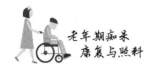
更容易有遗传倾向。如患者的父母、兄弟姐妹、子女患上此病或其他神经系统疾病的危险性比没有家族史的人要大几倍。

2. 年龄　是老年期痴呆的重要因素。老年期痴呆的患病率随年龄增加几乎成倍增长，认知功能亦随年龄增加持续下降。资料表明，65 岁以上老年期痴呆的发病率约为 5%，几乎每 5 年增加 1 倍，80 岁以上可达 20%。

3. 女性　老年期痴呆在女性中的发病率稍高于男性，这可能与女性生存的年龄比较长和女性激素减退有关。

4. 血管性因素和相关疾病　研究提示，糖尿病、高血压、高胆固醇水平可能是老年期痴呆的危险因素。少数研究报道动脉粥样硬化、心脑血管疾病可能也与老年期痴呆的发生有关。

5. 文化程度　目前认为，文盲或低文化程度是老年期痴呆发病率和患病率高的重要因素。低文化程度多指文盲及受教育年限低于6 ～ 8 年者。早期的文化教育可能通过增强大脑的功能性储备而延缓老年期痴呆临床症状的发生。

6. 其他。

（1）长期大量饮酒。

（2）过多食用铝制品或摄入含铝的食物。

（3）有脑外伤病史。

（4）缺乏某些微量元素和维生素等情况。

六、老年期痴呆的严重程度怎么划分？

老年期痴呆的表现在进展过程中存在重叠与交叉，大致可分为3 个阶段。

第一阶段（1 ～ 3 年）：轻度痴呆期。表现为记忆力减退，近事遗忘突出；判断力下降，患者不能对事物进行分析、思考、判断，难以处理复杂的问题；不能独立进行购物等；社交困难；尽管仍能做一些熟悉的日常工作，但对新的事物却表现出茫然难解；情感淡漠，偶尔激惹，常有多疑；时间定向障碍，对所处的场所和人物不能做出定向，对所处地理位置定向困难，复杂结构视空间能力差；言语词汇少，命名困难。

第二阶段（2～10年）：中度痴呆期。表现为远、近记忆严重受损；简单结构视空间能力差，时间、地点定向障碍；在处理问题、辨别事物的相似点和差异点方面有严重损害；不能独立进行室外活动，穿衣、个人卫生及保持个人仪表方面需要帮助；不能计算；出现失语症状；情感由淡漠变为急躁不安，常走动不停；可见小便失禁。

第三阶段（8～12年）：重度痴呆期。表现为全面痴呆状态和运动功能障碍，肢体强直或屈曲体位；记忆力严重丧失，仅存片段的记忆；智力严重衰退；个人生活不能自理，大小便失禁。

案例

王大爷，72岁，于3年前家人发现他经常丢三落四，东西放下即忘记，刚吃完饭就说没有吃过，忘记重要的约会，出门后多次找不到回家的路；说话表达不清、语塞；对原来熟悉的事物变得陌生，日常生活自理能力下降，如原来会下象棋、养花草，现在不会了；不讲卫生：如换衣服、洗澡等都要家人督促；性格改变：敏感猜疑、待人冷淡，自私；不关心家里人；有时显得幼稚，讨东西吃；情绪欠稳：好发脾气，活动也减少了，变得孤僻、呆坐呆望。近半年来，逐渐加重，记忆力更加差，不认识家里人，看见儿子说是他爸爸；胡言乱语：说他老婆外

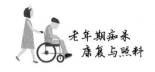

面有外遇，说有人在偷他钞票、东西；情绪不稳，喜怒无常；夜眠差：常常半夜三更起床，吵闹叫喊，要外走；日常生活不能自理，大小便也需人料理。

七、老年期痴呆能够治疗吗？

1. 一旦被确诊患上老年期痴呆，不要过于沮丧和悲观。保持积极的心态，遵照医护人员的指导，通过科学的手段可以延缓疾病发展。

2. 药物治疗和非药物治疗能够延长或保持相对完好的大脑功能，从而大大减轻患者、家人的痛苦和社会经济负担。

3. 早期痴呆患者，往往在服用适当的药物后，症状有所减轻；患者痴呆程度严重时，药物在一定程度上也能缓解患者的症状。

八、老年期痴呆如何检测？

目前，常用于检测老年期痴呆的方法主要有以下几种。

1. 心理智力测验　医生需要通过提问，让看病者回答或做题的形式对其进行评估。

2. 头颅 CT 或 MRI　了解大脑结构、形态的变化，并排除其他疾病导致的痴呆。

3. 辅助检查　包括血常规、电解质、肝肾功能、甲状腺功能、胸片、脑血流图、叶酸及维生素 B_{12} 水平等检查。了解病因，并排除继发性痴呆。

九、关注老年期痴呆早期预警信号

随着年龄的增长，几乎所有人都会出现记忆力减退。人的记忆力的顶峰在 40 岁左右，50 岁之后开始缓慢下降，这是很正常的生理现象。但当出现下述情况的时候，需要引起注意。

1. 记得很久前的事，却忘记近期的事情，如重要的日常安排、不久前的谈话。

2. 反复询问已经被回答过的问题。

3. 叫不上熟悉的人的名字。

4. 常中断讲话，因为要费力地去想一些常用词。

5. 不再擅长安排日常活动。

6. 在熟悉的地方迷路。

7. 性情改变、易怒或神情淡漠。

8. 原本讲究卫生的人忘记洗头、洗澡，会穿上沾满污渍的衣服。

以上这些都是老年期痴呆的早期预警信号，提示有轻度认知障碍的可能。医学界提出轻度认知障碍这一概念不过 10 余年，它以记忆力、智力减退为主要表现，是一个很值得关注的危险信号。轻度认知障碍比一般的随年龄增长的记忆退化严重，但是又不像老年期痴呆那样凶猛。及早识别出轻度认知障碍，对于防治老年期痴呆很重要。

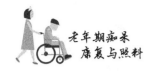
老年期痴呆
康复与照料

第二章
如何诊断老年期痴呆

第一节 老年期痴呆患者的先兆表现

老年期痴呆早期记忆障碍表现很突出，患者容易忘事，丢三落四；初期表现为对新近事物的遗忘，医学上叫作近记忆减退，如对几小时前刚吃过什么菜已不能回忆，上街买菜忘了把菜带回来，会忘记刚说过的话、做过的事等。随着病情的加重，对久远事情的记忆也受影响，如不能回忆过去的经历，渐渐地不记得熟悉的人名、电话、地址等，不能完成熟悉的任务，甚至连常年养成的习惯和爱好都忘记了。由于仅记得以前的事情，所以经常反复唠叨往事，给人一种婆婆妈妈的感觉。

有的患者计算能力减退，稍复杂的账目不会算或算得很慢；很多原来从事会计工作的患者，可能一般的加减运算都困难。外出买东西发现自己不会计算余额，甚至连口算"100-7"这样简单的运算都不能完成。

有的患者有情感障碍，早期表现为情绪不稳定，感情脆弱易流泪，遇事抑郁愁闷，为小事焦躁不安，害怕恐惧等。

12

一些患者有认知障碍，开始可有注意力不集中、思想分散，优柔寡断不能做出决定，与以往的精明强干形成鲜明的对比。

有的患者则思维贫乏，言语单调，有时自言自语，反复诉说某件事情。词汇的联想和应用出现了问题，语言变得单调而重复，许多物品只知道它的用法，却不记得它们的名字，或者无法命名，如拿着钥匙会开门，拿笔会写字，但就是叫不出"钥匙"和"笔"的名字。语言变得很枯燥。有的独居老人经常被这种命名折磨，半夜打电话给分居的儿女。

有的患者有心理障碍，由于记忆力减退，不知道东西放在何处，总怀疑有人偷他的东西，把自己认为重要的东西到处乱藏。

有的患者感到躯体不适到处求医检查，虽未查出异常，但仍感到痛苦。患者性功能低下，常怀疑配偶有外遇，为此家庭常吵闹不和。

少数患者有行为障碍，一反常态变得过分节俭，没有价值观念，经常收集一些无价值的东西，一些患者把自己画的简单草图比作为名人所画，并予以珍藏。有些人生活和工作明显缺乏主动性，对过去感兴趣的事现在一点也不感兴趣；以前经常运动，现在变得很懒。

有的患者经常走错家门，记不得回家的路线，在离家稍远的地方容易迷路走失；在家里常常把东西放错地方，甚至曾有人熨烫完衣服把熨斗放在冰箱里。经常分不清早、中、晚，睡眠颠倒，这叫作视空间感知损害。

有些患者的性格和情感改变还可以表现为变得过分胆小或脾气暴躁、固执和过度依赖等。

还有的患者早期会出现精神病症状，如总怀疑别人说自己的坏话；有的绘声绘色地描述根本就没有发生过的事情；认为自己或家中的东西被人偷走，这些东西有的是贵重物品，有的是不值钱的日

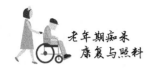
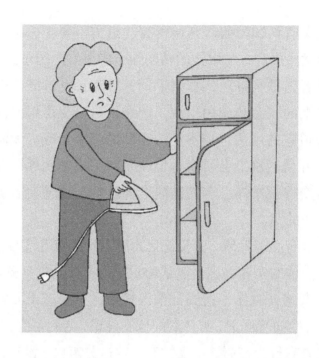

常用品，并为此而紧张恐惧，觉得没有安全的地方可藏纳这些物品，从而把这些物品带在自己身上或东藏西藏在别人找不到的地方，甚至认为周围的人、亲朋好友都在偷他的东西而不信任他们，而且口口声声讲"自己东西被人偷去"，甚至引起家庭矛盾，这在医学上称为"被窃妄想"。有的患者无中生有地猜疑老伴对他（她）不忠，外面有第三者，因而对老伴不放心，要老伴"坦白从宽"，并终日监视甚至盯梢老伴，这在医学上称为"嫉妒妄想"。还有的患者感到自己被某一年轻异性钟爱或自己钟情某一异性，继而纠缠人家不放（钟情妄想）。有的则表现很"贫贱"，扬言家里没有钱，只能以捡垃圾为生（贫穷妄想）。另外，还有其他各种各样的猜疑表现。

还经常看到有些患者无法完成别人交代的简单指令，如从哪里取东西，然后再放到另一个地方；煮饭炒菜经常记错先后次序，如先加盐、后放油等。

有的患者经常无法判断一些简单的逻辑关系，如"分不清爸爸的哥哥和哥哥的爸爸是不是同一个人"等，这是判断力的损害。

有的患者在夜间反复下地走动。

当然，上述早期症状，在一个患者身上并不都会出现或者同时出现，尤其是那些以前智商很高的人，因为他们的智能储备较高，甚至在痴呆早期还能胜任社会重任，因此，对这一部分人的发现需要一双慧眼。

第二节　老年期痴呆的十大征兆

老年期痴呆通常发生在 50 岁之后，起初症状并不明显，以健忘、情绪和人格改变开始，随着年龄的增大，症状明显加重，最终在生活上无法自理。家人和周围人将老年人的怪异、反常行为误认为老年人年纪大、脑子不好使等缘故，没有引起足够的重视，错过了最佳的早期诊断和治疗，延误了病情。

国内有专家对老年期痴呆的症状进行总结，提出老年期痴呆十大征兆，具体如下。

1.记忆障碍　　最初是近期记忆的障碍，主要表现为健忘。随着疾病的发展，远期记忆也会丧失，会出现错构（把事情的时间搞错了，如把昨天在医院看病，说成自己在家里整理家务、拖地、擦桌子等）、虚构（把自己曾经在单位做报告的事说成是刚刚发生过的）及妄想。记忆障碍最严重时，表现为不认识亲人，甚至连镜子或照片中的自己都不认识，常照着镜子问你是谁、为什么到我家来等。

2.视空间感知障碍及定向力丧失　　不能准确地判断物品的位置，

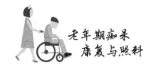

找不到自己的房间、床，分不清衣服的左右、正反面；不知道今天是何年何月何日，不清楚身处何地，出了家门就找不到家等。

3.语言障碍　轻者说话啰唆、内容重复、杂乱无章，重者答非所问，或经常自言自语，内容支离破碎，无中心内容，或缄默少语，丧失阅读能力。

4.个性和人格改变　多数表现为自私、主观，或急躁易怒、不理智，或焦虑多疑，还有一部分人表现为性格孤僻，以自我为中心，对周围事物不感兴趣，缺乏热情，与发病前相比判若两人。

5.失写、失用和失认　失写：写出的内容词不达意，甚至写不出自己的名字；失用：原来可以熟练地骑车、游泳，患病后不会了；失认：不认识自己的亲人和熟悉朋友的面孔。

6.计算障碍　轻者计算速度明显变慢，不能完成稍复杂的计算，或者经常发生极明显的错误。严重时连简单的加减计算也无法进行，甚至完全丧失数的概念。

7.判断力差、注意力分散　表现为对周围的事物不能正确地理解，直接影响对事物的推理和判断，分不清主要的和次要的、是本质的还是非本质的东西，因此不能正确地处理问题。

8.行为障碍　早期表现为以遗忘为主的行为障碍，如好忘事、遗失物品、迷路走失等。中期多表现为与思维判断障碍和个性人格改变相关的行为异常，例如，不分昼夜，四处游走，吵闹不休；不知冷暖，衣着混乱，甚至以衣当裤，以帽当袜；不讲卫生，不辨秽洁，甚至玩弄便溺；不识尊卑，不分男女，甚至有性欲亢进的倾向；无目的地来回走动，到处开门、关门等。

9.思维情感障碍　思维经常出现片断性，大事被忽略，琐事却纠缠不清，同时伴有情感迟钝，对人淡漠，逐渐发展为完全茫然而无表情，或小儿样欣快症状很突出；有的则出现在没有人的情况，说自己听到某人在讲话，看到一些恐怖血腥的场面。还会怀疑配偶对其不忠，有外遇。怀疑家里东西盗窃了，家里人要害他，分财产等无中生有的事。

10. 行动障碍　动作迟缓，走路不稳，偏瘫，甚至卧床不起，大小便不能控制，不能自主进食。

老年期痴呆的症状往往是由患者身边的家人先察觉，所以遇到超过60岁，又出现明显记忆力减退的状况，上述十大征兆有两项以上同时出现时，小心有可能是患上了老年期痴呆。

老年期痴呆并不会马上造成生命威胁，但也无法治愈，而且病情每况愈下。最终老人都是因为其他并发症，如侵入性肺炎、尿道感染，或因长期卧床产生压疮导致败血症或心肺衰竭而死亡。老年期痴呆患者在疾病过程中会产生异常行为症状及丧失基本生活功能等问题，像走失、偷别人东西、产生暴力行为等，到了后期甚至必须卧床，完全依靠他人照顾，这也是照护老年期痴呆患者比照护其他患者困难的原因。这些都会带给家属和照护者莫大的负担，进而造成许多家庭的阴影或悲剧。因此，老年期痴呆俨然成为未来社会不可忽视的一大隐忧，所以，趁早做好经济上的万全准备及生活规划，并对老年期痴呆有正确的认识，才能及早预防，避免自己或家人罹病时慌了手脚！

"一个70岁的老年期痴呆患者，他的大脑在30多岁时就有可能已经出现病理性变化了！"一般来讲，40岁是一个人记忆力达到顶峰的年龄，此后记忆力就开始走下坡路。预防老年期痴呆可不是老年人的事情，从青年就应该开始。专家建议50岁以上每年要查记忆力，一定要将记忆力和智能筛查列入常规体检，以便尽早发现问题。

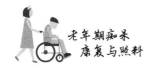

第三节　老年期痴呆的诊断步骤

老年期痴呆患者多为 60 岁以上人士，年龄越大，患病率越高。在中国 65 岁以上的老人每 10 人中就有 1 人患上老年期痴呆，80 岁以上人口中，平均有 10%～20% 的人罹患老年期痴呆，85 岁以上的老人中每 4 人就有 1 人是老年期痴呆患者，90 岁以上则有 30%～40% 患有老年期痴呆；若是百岁人瑞，则有半数以上都罹患老年期痴呆。由此可见，活得越久，痴呆越可能如影随形。我们应对老年期痴呆有一定的了解，这样不仅可以做到自我防范、预警，而且当周遭的家人、亲友患病时，不至于惊慌失措、乱了手脚。老人的记性越来越差，行为越来越不可理解，这时就要带他们就医检查，以确定是否罹患老年期痴呆。那么，要到什么医院、挂什么科、该进行哪些检查，才能确定他是否罹患老年期痴呆呢？

怀疑家里老人有老年期痴呆时，家人应带老人到精神科、神经内科、老年医学科或记忆门诊就医，并提供完整的记录供医生参考，因为很多痴呆老人不能清楚地表达和介绍自身的病情，需要家人提供病情介绍。医生除了会对老人本身进行评估外，也需要家人观察老人的相关表现，才能够切实掌握老人目前的情况。因此，陪伴老人就医前，一定要先做好功课。例如，写下患者的问题行为、照护者观察的重点，先想好这次就诊想说什么、想问什么，如果怕有遗漏，最好的方法是事先做好记录，就医时再交给医生；在和医生交谈时，也要尽量记下改善方法，让医生看病更有效率。

医生在诊断老年期痴呆时，至少需要经过以下几个步骤。

1. 智能评估　医生通常会使用简易精神状况检查（MMSE）、画钟测验等，对疑似老年期痴呆患者进行基本评估。下面简单介绍简易精神状况检查。

对于正常人而言，这些量表的问题十分简单。例如，"现在是哪一年？几月？几日？星期几？""现在在什么地方？""您的电话号码是多少？""父母的姓名是什么？"几乎都可以不用动脑就直接回答，初期的老年期痴呆患者或许也能正确回答。

但是，接下来的进阶问题，就可有效地将是否罹患老年期痴呆筛检出来。进阶题目可能是简易的算数，例如，二十减三是多少？再减三呢？继续减三呢？或是医生念出 3 种物品名称，例如，铅笔、苹果、手表，受试者要一一记住，经过几分钟访谈，测试者会再回头问这 3 种东西是什么。这类测验对正常人并不难，但是，老年期痴呆患者往往勉强记住一两个，第三个却怎么也想不起来。

2. 脑部影像检查　经简易量表检测确定患者认知功能异常后，为了进一步了解有无脑萎缩，往往会先安排头部 CT 或磁共振检查，看看脑部结构的变化。同时，这项检查也可以了解老人是否有脑中风、脑部肿瘤、脑部血管阻塞引起的血管性痴呆，尤其是有高血压、糖尿病等老年慢性疾病患者更容易患老年期痴呆。

3. 抽血及其他相关检查　有一些非脑萎缩性痴呆，是由于某些感染、特定营养素缺乏和内分泌改变所引起，并不是真正意义上的老年期痴呆，因此，要进行一些血化验检查，排除这些可能。这些因其他因素造成的痴呆，通称为"假性痴呆"，只要对症下药，经过适当治疗，"假性痴呆"多半可以明显改善。

4. 脑电生理检查　痴呆患者的脑电图中，α 及 θ 功率弥漫性对称性增强，α 功率在大部分区域下降。脑电图可见非特异性的弥漫性慢波 α 波节律变慢，波幅变低；严重者双侧可同步发放 0.5c/s 的

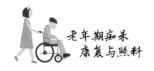
尖波。脑血流图示,大脑皮质的局部脑血流量减少,脑氧代谢率下降。

5.排除抑郁症　有些老年期痴呆患者常常伴有抑郁状态,抑郁症和老年期痴呆表现的症状有时极难区别;患者经常不想说话,问话也不愿搭理,什么事都不想做;尤其现代社会三代同堂的传统家庭越来越少,独居老人越来越多,老人的性格突然改变,究竟是心情不好、抑郁症,还是老年期痴呆?必须就医,由专家来诊断。

第四节　痴呆的常见类型与表现

痴呆有许多不同的类型,形成的原因也不止一种,因此,必须接受专业医生的问诊及多项检测与智能评估,并排除其他疾病或药物的影响,才可诊断是否罹患痴呆。根据可能病因,痴呆可分为以下几种。

一、阿尔茨海默病（老年期痴呆）

阿尔茨海默病占所有痴呆的50% ~ 60%,是最常见的痴呆类型,也是我们通常所说的老年期痴呆。

阿尔茨海默病是德国的病理学家、神经精神科医生 Dr.Alois Alzheimer1906 年在一名死于智能退化的女性病患大脑解剖中,发现一些不寻常的脑细胞病理变化,这些变化和痴呆患者所出现的大脑病变相似。为了纪念发现的医生,因而以他的姓氏阿尔茨海默来命名。老年期痴呆侵袭了大脑记忆、思考及语言部分,因此,发病初期常以健忘、遗忘为主要表现;渐渐地,进展到连处理日常生活作息或过去熟悉的事务都有困难;患者可能个性改变、行为改变、失去判断力，说话找不到合适字眼、理解能力降低，跟不上正常人的对话及指令，进一步引发混乱等精神及神经症状。

案例

　　王奶奶，78岁，是一位退休教师，老伴早年去世。刚退休时，身体健康，经常参加社区活动，讲究家居整洁，爱收拾。8年前，王奶奶的家人发现老人性格和行为有些异常：经常会手上抓着钥匙却四处寻找钥匙，东西也经常随处乱放，却常常责怪孙子把屋子弄得乱七八糟；把电视机遥控器放冰箱，下楼忘了关煤气，去菜场买菜走到楼下却不知道自己要干什么事情也时有发生。家人认为老人年纪大了，辛苦了一辈子，太孤独了，脑子不好使，老糊涂了。于是子女商量着给老人在商品小区买了房子，想给老人换个轻松舒适的环境。老人搬到新房子后，他们发现老人性格越来越差，不爱说话、不爱出门，有时半夜还起床看电视，容易发脾气。家人认为老人怀旧、换了新环境不适应，于是子女决定抽时间陪老人在小区活动室与其他老人一起打麻将、唱越剧、跳舞。一段时间后，子女发现老人不但没有高兴起来，反而好像更糊涂了，有时下楼散步后，深夜也没回来。家人下楼去寻找，发现老人在楼下不停地转悠。当儿女问她为何不回家时，她说不知道家住几层楼。子女误认为这是老人不喜欢新环境而做出的抵抗行为，决定让老人搬回原来居住地，但是他们发现事情并没有好转，老人连自己居住多年的房子都不认得了，多年的街坊邻居也好像全不认识。这时，家人才意识到问题的严重性，连忙带老人到医院就诊，诊断结果为中度老年期痴呆。

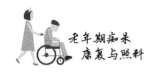
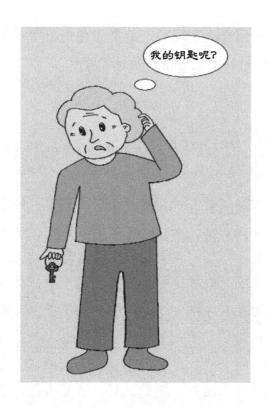

　　王奶奶是"老糊涂"还是生病了？像王奶奶一样的个案在老年人中越来越多。经常听到有人在抱怨家里的老人脾气越来越古怪，稍不称心就发脾气，做事又丢三落四等。对于老人的这些行为，很多人都认为是年纪大、记性不好、老糊涂的缘故，得不到应有的重视和及时就诊。实际上，这是一种疾病，继心血管病、脑血管病和癌症之后，老年期痴呆成了老人健康的"第四大杀手"。

二、血管性痴呆

　　血管性痴呆，泛指由于血管因素造成的痴呆，包括脑卒中、脑梗死所导致的患者智能的退化，血管性痴呆是引起痴呆的第二病因，占痴呆的 20% ～ 30%。

　　根据研究统计，约有 10% 的脑血管疾病的患者，日后可能会患上痴呆症。医学上称为"血管性痴呆"。血管性痴呆是一组由脑血管疾病导致的智能及认知功能障碍综合征。血管性痴呆的发病年龄相对较早，一般在 50 ～ 60 岁，男性多见。血管性痴呆患者呈急性起病，起病时间较明确，常常发生在中风发病后 3 个月内。血管性痴呆患者的整个病程呈起伏性或阶梯性恶化，即一次发病后痴呆症状可能停留在某一水平，再次发病后痴呆症状会有明显恶化；血管性痴呆患者常常伴有神经系统症状和体征；血管性痴呆患者脑 CT 或MRI 检查常有脑梗死或脑出血的病灶。不同的血管病理变化都可能会引起血管性痴呆症状。血管性痴呆的实质是种种血管因素最终造成的脑组织供血不足、脑细胞坏死、脑组织软化，在头颅的 CT 或磁共振上可以发现许多梗死灶、软化灶。

　　血管性痴呆在出现典型的痴呆症状之前，主要表现是脑功能退化，简单地说，就是出现头晕、头痛、耳鸣的身体症状；注意力减弱、记忆力减退、工作效率降低；抑郁、焦虑和人格改变的精神情绪异常等。

　　患者在出现痴呆症状前，常有脑神经功能的障碍，如不同程度的瘫痪、看东西视野改变、感觉异常、说话不流利或吞咽呛咳。这些表现往往逐步发展，症状时轻时重，某一时段中病情可以相对稳定，但一段时间后又加重，反复循环，最终发展至有严重的认知功能缺失，生活不能自理，甚至不认识亲人和儿女，大小便不能控制，需要家属照护。

　　血管性痴呆患者多有明显的脑血管意外病史，如脑出血、脑血栓形成等。有部分患者虽然出现记忆力下降、智力下降，但日常生

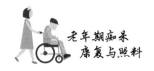

活能力、理解力、判断力及待人接物的礼仪习惯等均能在较长时间内保持良好状态，人格也保持得较完整，智能缺陷为部分性、非全面性，所以也称为局限性痴呆。

案 例

　　陈大伯，58 岁，有糖尿病、高血压、冠心病病史。2015年 2 月突发头晕，嗜睡，2 小时后出现昏迷，入院检查：MRI双侧丘脑和中脑多发性脑梗死，窦性心动过缓，颈动脉发现有 1 cm 大小斑块，血压一般都是在 140/90 mmHg 左右。苏醒之后就出现血管性痴呆，症状和老年期痴呆比较相像。就是近期的事情全部不记得，刚刚去了哪里、做了什么都不记得或者说不准，以前的事情记得比较多；经常说已经去世的人；跟他说了很多次的事情都记不住，想起做什么就要做什么；亲人基本都认得，但有时会认错；见到不认识的人有时又会乱说认识很久，很熟似的；步态不稳，四肢活动尚可；有时爱发脾气，比较凶，不吃药，觉得给他喂药是害他。经过医生诊断，陈大伯患的是"血管性痴呆"。

三、额颞叶痴呆

　　额颞叶痴呆是指中老年患者缓慢出现人格改变、言语障碍及行为异常的痴呆综合征。神经影像学显示额颞叶萎缩。额颞叶痴呆是痴呆较常见的类型，仅次于老年期痴呆和血管性痴呆，占全部痴呆患者的 1/4。45～66 岁发病较为常见，发病高峰为 60 岁，女性较多。

额颞叶痴呆隐匿起病，缓慢进展。早期出现人格和情感改变，如易激惹、暴怒、固执、淡漠和抑郁等；逐渐出现行为异常，如举止不当，对事物漠然、冲动，口部过度活动和贪食，任何东西都要放入口中试探等行为；智能出现健忘、失语、不能思考，词汇贫乏，刻板和模仿语言以至缄默、躯体异常感和片断妄想等。

在病程早期可见吸吮反射、强握反射，晚期出现肌阵挛、锥体束征及帕金森综合征。

四、路易体痴呆

路易体痴呆多于老年期发病，占痴呆的 3% ~ 5%，仅少数为中青年患者，是以进行性痴呆合并波动性认知功能障碍、帕金森综合征及反复发作的精神症状（视幻觉）等为症状的痴呆。

路易体痴呆病程为缓慢进展，经过数年后最终呈全面痴呆。在早期，大部分病例的认知功能为颞顶叶型，表现为记忆、语言和视觉空间技能损害，与老年期痴呆的表现相似。路易体痴呆认知功能波动性损害。大部分路易体痴呆患者都有真性视幻觉，幻觉形象往往鲜明生动。幻觉对象多为患者熟悉的人物或动物，这些视觉形象常常是活动的、会说话或发出声音的，偶尔幻觉形象有扭曲变形。有些路易体痴呆患者可出现肌阵挛、舞蹈样动作等运动异常。路易体痴呆患者较多出现晕厥。

路易体痴呆的认知功能全面减退，与老年期痴呆均属皮质性痴呆，有类似之处：常以记忆力减退、定向力缺失起病，但早期记忆障碍较轻，有波动性，亦可出现失语、失用及失认。部分患者有皮质下痴呆特点：如注意力不集中、警觉性减退及语言欠流利等。在痴呆进展中出现视空间能力缺失，有额叶释放症状，如强握及摸索

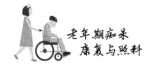

反射；认知功能障碍可有波动，在数周内甚至1天内可有较大变化，异常与正常状态交替出现，表现时轻时重或无规律。

路易体痴呆患者多出现帕金森综合征表现，如肌强直、动作减少和运动迟缓等，震颤少见。锥体外系症状可与认知障碍同时发生，亦可先后出现；两组症状在1年内相继出现有诊断意义。一般对左旋多巴治疗反应差。路易体痴呆患者还可出现肌阵挛自主神经功能紊乱，肌张力障碍、吞咽障碍和睡眠障碍等，如经常跌倒、晕厥甚至短暂性意识丧失。

案例

李某，女，64岁，家庭主妇，小学文化。以"运动迟缓、反应迟钝半年，视幻觉、行为异常3个月"住院。

患者于半年前无明显诱因出现动作缓慢、起床迈步转身费力，呈弯腰驼背姿势，时有肢体不自主抖动，以安静时为甚，并伴有反应迟钝，记忆力下降明显，常呆坐于家中，无法进行日常家务活动。曾就诊于某省级三甲医院，诊断为"帕金森综合征，焦虑伴抑郁状态可能"。予"多巴丝肼、金刚烷胺、草酸艾司西酞普兰、阿普唑仑"等治疗后，患者动作缓慢、肢体抖动有所好转。

3个月前，患者无明显诱因出现明显视幻觉，经常称天花板上爬满各种动物，鞋子里有活虾在游动，床前站有很多人等。就诊于当地医院，考虑老年性精神分裂症。给予药物（奋乃静、奥氮平等）治疗后，患者症状加重，出现行为异常。表现为：不能言语，拒绝进食，活动明显减少，表情更为呆滞。后转诊到老年康复中心诊断为路易体痴呆，给予治疗半个月后，患者症状明显缓解，精神状态良好，言语清晰，步态及行动亦较前好转。

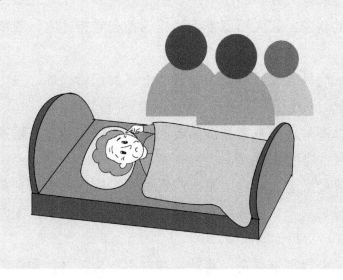

第五节　痴呆老人抗拒就医怎么办？

当今社会，患有老年期痴呆的老人不在少数。对于老年期痴呆，人们一直有很多误解和偏见，一是认为"老糊涂"不是病，不愿就医，耽误病情；二是存在耻辱感，隐瞒病情；三是社会重视不够，社会服务跟不上。

痴呆老人轻则记忆力减退，像孩童一样造成家中的种种麻烦；重则一出门就会走失，甚至生活完全不能自理。他们在社会上很难得到关爱，甚至还会引来嘲笑和歧视。所以，不少痴呆老人不承认自己有病，拒绝到医院就诊，这时候家属该怎么办呢？一般还是要先争取向老人解释为何要去看病，如果仍不能说服，可能就需要用

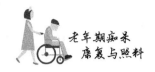

一些技巧了。最好的办法就是以痴呆老人可以接受的方式，引导他去就医，至于用什么方式则因人而异。具体如下。

1. 若痴呆老人在初期还有病识感，察觉到记忆力和认知功能有明显减退的现象，家人可以委婉地建议他去看神经内科或精神科的记忆门诊。

2. 如果痴呆老人原本就在看其他专科的门诊，如心脏内科，不如由他认识的医生引导其去神经内科或精神科就医。

3. 如果痴呆老人本来就排斥看医生，可以先请他"陪家人去就医"，请医生协助处理。

4. 如果痴呆老人实在不愿出门看病，可以把医生请到家里来，请医生脱掉白大褂，就像朋友到访一般，先和老人家话家常，在逐渐取得信任后，再询问病情。

5. 对于少数严重兴奋、冲动、有攻击行为，自伤和伤人风险或病情危重的患者，必要时可以请警察或者急救车协助送往医院。

美国前总统里根、英国"铁娘子"撒切尔夫人在晚年都曾患有老年期痴呆，他们勇敢面对自己所承受的痛苦，并愿意用自己的经历警醒更多的人。他们的事例告诉我们：痴呆老人需要正确面对疾病，及时就医。

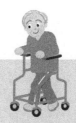

第二篇

治疗他

第三章

老年期痴呆的治疗

第一节　老年期痴呆早期治疗的重要意义

痴呆老人，他们都曾有过精彩的过去，那么，又该如何让他们拥有一个幸福的晚年，让逐年增多的痴呆老人有尊严地生活呢？这是一个亟待全社会重视并需要解决的现实问题。他们是一群被困在时间长河里的老人，他们所有的记忆如同被橡皮擦一道一道擦掉，更可怕的是，一旦开始，握着橡皮擦的那只手就不会停下来……谁都有老的一天，关爱尊重他们，就是在尊重将来的自己。

多年来，由于该病的发病机制仍不清楚，早期识别比较困难，一旦老人出现典型痴呆症状而确诊时，就处于相对中晚期阶段。尽管医学界一直在研究治疗老年期痴呆的方法，但至今还没有一种有效方法可以治愈老年期痴呆。

有很多家属询问，老年期痴呆能治好吗？很遗憾，对于中重度的老年期痴呆，到目前为止还没有行之有效的药物治疗手段。但对于轻度老年期痴呆或者轻度认知功能障碍，现在已经有了一些有效的药物和其他干预措施来延缓疾病的发展。因此，正确认识老年期痴呆的早期症状，使患者得到及时的诊断和治疗，在现阶段就显得尤为重要。

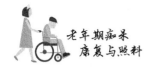

对于老年人若在早期采取积极的防治措施，可以减少患病率、延缓疾病进展。由于老年期痴呆早期症状表现往往会被当成老年人年纪大、脑子不好使等缘故，而不容易被家人发现与重视，从而错过了疾病最佳的诊断与治疗时机，延误了病情。一旦疾病进展到了中晚期，则治疗作用不明显，这就意味着患者已经失去了最佳治疗机会。例如，前面提到的王奶奶的行为，如果家人了解老年期痴呆，可能会早一点带老人就诊、治疗，而不至于发展到无药可救的地步。

老年期痴呆虽然无法根治，但是通过药物治疗、营养支持性治疗及家人的关心照顾等心理治疗，可以帮助患者改善认知功能和行为障碍，提高日常生活能力，延缓疾病进程，避免患者较快地由早期过渡到中后期。所以，早发现早治疗，就可以减轻老人的很多痛苦，延缓痴呆症状的加重，减轻照护者的负担，使患者更舒适。

第二节　老年期痴呆治疗的方法

老年期痴呆治疗的方法主要分为药物治疗和非药物治疗。

老年期痴呆多为不可逆的疾病，所以，目前还没有任何特效药物可完全改善其大脑认知功能，以恢复其以往的智能。药物治疗只能帮助延缓老年期痴呆的退化，而且对药物治疗的反应程度也因人而异。根据老年期痴呆不同的引发成因，医生会给予的治疗也不同。药物治疗主要有提高记忆力药物（促智药物）与控制精神行为症状药物（抗精神病、抗抑郁和抗焦虑的药物）。患者服用一定的药物，可营养神经，适当减缓疾病的进程，如多奈哌齐（安理申）、石杉碱甲（哈伯因）。当患者出现情绪不稳定甚至有攻击行为，或者精神出现异常，开始有幻觉、妄想的时候，专科医生也会适当使用一些抗精神病药物。

非药物治疗主要是用于轻度痴呆老人。其主要是照护者对轻度痴呆老人从衣、食、住、行等日常生活照护方面的看护。例如，为老人营造相对固定的居住环境及照护者，不要改变他以前习惯的环境，不要经常变动他已经习惯的照护者；实施一个一成不变的日常生活作息表，规定每天起床、吃饭、服药、活动的时间；在尽可能的条件下，让老人自己做一些力所能及的事情，比如，老人想要烹饪时，照护者不要以"不安全"为由去否决他，而是站在一边给其协助，并给予鼓励和肯定；在尽可能的范围内，让老人自由活动，同时注意安全问题；保持室内整洁，不要堆放杂物而使老人跌倒；卫生间的地面要干燥防滑；为老人准备营养、便于咀嚼、下咽的食物，而不要大块状或黏性很足的食物，防止噎食；保证每天有足够的饮水；为老人准备好干净、合身的衣服，并配套好，放在他伸手可以拿到的地方；安排好老人的活动，保持其原有的兴趣爱好，如下棋、钓鱼、慢跑等。老年人积极参加社会活动，与子女生活在一起，不脱离家庭，不脱离社会，均对痴呆的预防起到药物所不能起的作用，可延缓痴呆的发生、发展。除此以外，运动疗法、作业疗法、心理治疗、语言训练、音乐疗法、肢体功能训练等综合康复训练对痴呆老人是有益的。下面重点介绍药物治疗。非药物治疗则详见后面的生活照护与康复训练内容。

第三节　老年期痴呆药物治疗

一、促智药物

在治疗病因的同时尽早使用改善认知功能药物，促进和延缓痴呆症状的进展，目的在于改善认知功能，延缓疾病进展。这类药物的研制和开发方兴未艾，新药层出不穷，对认知功能和行为都有一定改善，认知功能评分也有所提高。按益智药的药理作用可分为胆

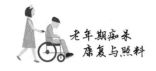
碱酯酶抑制剂、脑血管扩张剂、促脑代谢药、抑制 NMDA 受体药等，各类药物之间的作用又互有交叉。

1. 胆碱酯酶抑制剂　脑内乙酰胆碱递质减少能引起记忆、学习的减退，与正常老年的健忘症相似。如果增加脑内乙酰胆碱递质数量，则可以改善老年人的学习记忆能力。因此，胆碱能系统改变与老年期痴呆的认知记忆损害程度密切相关。这类药主要用于老年期痴呆的治疗，主要有多奈哌齐、重酒石酸卡巴拉汀、加兰他敏、石杉碱甲等，是目前老年期痴呆的一线治疗用药。

2. 脑血管扩张剂、促脑代谢药　此类药物的作用较多且复杂，主要是扩张脑血管，增加脑皮质细胞对氧、葡萄糖、氨基酸和磷脂的利用，促进脑细胞的恢复，改善功能脑细胞，从而达到提高记忆力的目的，如吡拉西坦（脑复康、吡乙酰胺）、尼莫地平、都可喜、双氢麦角碱（喜得镇、海特琴）、脑通等。

（1）吡拉西坦：本品可直接作用于大脑皮质，激活、保护并修复大脑神经细胞，起到提高记忆力、防止发生痴呆的作用。

（2）尼莫地平：本品为第二代钙拮抗剂。它可有效地调节细胞内钙离子的浓度，维持细胞的正常生理功能。此药有改善脑血流量和脑细胞代谢的作用。许多专家认为尼莫地平改善记忆力的作用较强。

（3）艾芬地尔：本品可通过松弛血管平滑肌和抑制 α 受体而起到扩张脑血管、改善脑细胞代谢的作用，所以此药适用于治疗由脑血管疾病（脑动脉硬化等）引起的痴呆症。

（4）脑通（尼麦角林）：此药一方面可通过促进细胞递质——多巴胺的转换，起到刺激神经传导，改善精神情绪异常的作用；另一方面可通过促进蛋白的合成，改善脑细胞的新陈代谢，起到提高记忆力的作用，用于治疗老年期痴呆。

（5）双氢麦角碱：本品是一种 α 受体阻滞剂。它可通过增强神经元的信息传递能力，起到活化脑细胞、防治老年期痴呆的作用。

（6）长春西丁（卡兰）：本品系从小蔓长春花中提取的生物碱。它可透过血脑屏障直接进入脑细胞，起到改善脑细胞代谢及活化脑细胞的作用，此药可用于治疗老年血管性痴呆。

3. 抑制 NMDA 受体药　易倍申（美金刚）是目前治疗老年期痴呆的一类新药。主要用于中、重度痴呆患者，价格较贵。

剂量和疗程：老年期痴呆是进展性疾病，治疗也是长期性的工作，一般在达到药物治疗剂量后需持续用药至少 3 ～ 6 个月。应定期评估药物的安全性和疗效，观察不良反应，比如，胆碱酯酶抑制剂常见的胃肠道不适等，一般较轻微，逐渐能耐受。疗效是这类药物最大的问题，患者及家属常有怎么吃了药也没有改善的疑问。老年期痴呆的治疗的确不可能立竿见影，病情改善程度有限，但可以肯定的是规范治疗能获益，能延缓痴呆症状的进展，故应坚持治疗。

二、精神行为症状药物治疗

1. 抗精神病药　有助于控制老年期痴呆患者的行为紊乱、激越、攻击性、幻觉与妄想。但应小剂量使用，并及时停药，以防发生毒性反应。近年来，临床常用一些非典型抗精神病药，如利培酮、奥氮平等，疗效较好。心血管及锥体外系不良反应较少，适合老年患者。

2. 抗抑郁药　老年期痴呆患者中 20% ～ 50% 有抑郁症状。抑郁症状较轻且历时短暂者，应先予劝导、心理治疗、社会支持、环境改善，即可缓解。必要时可加用抗抑郁药。近年来，一些新型抗抑郁药，如帕罗西汀（赛乐特）、氟西汀（优克、百优解）、舍曲林（左洛复）、西酞普兰（喜普妙）等，可用于老年抑郁症患者。

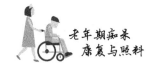

3. 抗焦虑药　如有焦虑、激越、失眠症状，可考虑用中短效苯二氮䓬类药，如阿普唑仑、奥沙西泮（去甲羟安定）、劳拉西泮（罗拉）和三唑仑（海乐神）。剂量应小且不宜长期应用。应特别注意的是，以上各药需在医生指导下选用。

三、如何让痴呆老人按时服药？

已患阿尔茨海默病（痴呆）的老人常常不承认自己有病，或者常因幻觉、多疑而认为家人给他吃的是毒药，所以他们常常拒绝服药。

喂小孩吃药有多难，喂痴呆老人吃药就有多难！好言劝说未必有用，危言恐吓他们也不当回事，照护者还得经常变换说法和理由。例如，"奶奶，这是降血压的药，吃了你头就不晕了。""奶奶，这是玲玲（孙女）给你买的增加免疫力的补品，吃了我们去接玲玲。"就这样连哄带骗直至老人顺利把药服下为止。

对于轻度痴呆的老人，他们往往不认为自己有病，不愿服药，要求他们服药，最好找一个和老年期痴呆完全无关的理由，从其他疾病着手。例如，服降血压药物、感冒药等，而且，若以降血压为借口，在老人服完药后，一定要拿出血压计当场测量血压，以便取信于痴呆老人，以后的喂药工作可以更为顺利。

也可以根据老人的喜好和脾气特点，服药时给予一定的他喜欢的小礼品奖励，以提高他的积极性。绝对不要轻易硬灌，这可能是最糟的选择，就算一次成功，却会让老人提高警惕，从此留下阴影，下次想再灌，势必招来更顽强的抗拒。更何况，他不想吃药，就算你强灌入口，他还是会吐出来，严重的可发生骨折或窒息等意外，以致前功尽弃，后患无穷。

服药时，将药放进老人口中，吃完后，必须让老人张开嘴巴。

例如，"王奶奶，我们一起张开嘴巴，比一比谁的嘴巴大，啊，啊……"要确认药片是否吞下。服药时我们也可以采取一些小办法，例如，将药物碾碎，把药粉加在汤里、果汁、饮料中，方便老人服用；也可以将药粉放在老人喜欢的甜品中，如把红糖煮成焦糖，待放凉后，再将药粉加在焦糖里，让他服用，这样不但可以掩盖药粉的苦味，甜甜的滋味也能让老人不再抗拒服药，但这种方法每次的量要少，不然吃不完，药量达不到。也可以把药粉做成胶囊，颜色可以是他喜欢的。可以说"奶奶这是你喜欢的××，我把它藏里面了，我厉害吧？"以引起其的兴趣。

四、出现何种情况要联系医生，调整药物？

痴呆老人服药后常不能诉说其不适，这就需要家属细心观察老人有何不良反应，以便及时调整给药方案。老人用药应由富有经验的专科医生开处方并在其指导下使用。痴呆老人身边需有监督其按时服药的照护者，这样才能开始服药治疗。

服药后当老人出现拉肚子、肌肉痉挛、乏力、恶心、呕吐、失眠、腹痛、消化不良、食欲缺乏、体重下降、幻觉、意识混沌等症状时，应引起重视，要及时联系医生。

当有幻觉、妄想、冲动、攻击行为的老人服用抗精神病药物后出现睡眠时间延长，体重增加很快；起床时突然晕倒，一会儿恢复正常；四肢莫名水肿；手脚僵硬；吃饭咽不下，呛水；烦躁不安，一会儿坐一会儿走等情况时照护者必须及时与专科医生联系，合理调整药物，防止意外的发生。

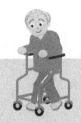

第三篇

照护他

第四章

老年期痴呆的生活照护

第一节　照护原则

一、日间照护原则

1. 把焦点放在痴呆老人的能力与长处上。疾病虽夺去痴呆老人的部分能力，但他们仍保留一些能力，如会自己洗脸、会扫地、会拔草、会唱歌、会说话等，请把焦点放在他们会的事情上，尽量让痴呆老人做他们会做的工作或活动。

2. 安排规律作息，避免经常改变。让痴呆老人定时参与家务及聚会，让他们仍有机会贡献自己，觉得自己有价值。此外，每天散步、晒太阳有助于改善痴呆老人的情绪、生理时钟及夜间睡眠。

3. 在安全的前提下，允许痴呆老人做其想做的事，适度调整照护者的标准和习惯。给予他们较多的自由，降低照护者对痴呆老人的控制。

4. 痴呆老人原本会做的但现在不会做，你可以先提醒他们，带着他们做，必要时再替他们做。痴呆老人拒绝时，切勿勉强，先顺着他们，稍后再尝试另一种方式。

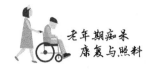
5. 了解痴呆老人过去背景及生活经验，尽量配合他们的习惯及喜好，多谈他们熟悉的往事，以维持言语能力并促进愉悦情绪。多引导协助痴呆老人与他人互动，这样可促进其语言能力及人际满足感。

6. 维护痴呆老人尊严，不以对待孩子的态度待之，但以疼惜孩子的心情爱他们。多赞美他们、顾到他们的面子是有效的方式。在痴呆老人可接受的范围内，多以身体接触的方式传达温暖与关怀。

7. 没有两位痴呆老人是一模一样的，请尊重每一位痴呆老人的独特性。痴呆老人的状况会随病程而改变，照护者需要配合其状态来调整照护方式。多分享他人的照护经验，可提高自己的照护水平。

8. 耐心、爱心很重要，但总有不够用的时候。请照护者接受自己的情绪，好好照顾和爱护自己，多运用社会资源，定期安排喘息和充电机会。

二、照护注意事项

1. 照顾痴呆老人需对痴呆症有清楚的认识，同时也需要相当的耐心与爱心。预防走失及意外事件、协助老人服药、留意老人身体健康状况等，都是照顾痴呆老人需要注意的事项。

2. 痴呆老人照护的重要性与必要性　家庭和机构照护在痴呆老人治疗和康复方面起着极为重要的作用，通过精心照护，在没有药物干预的情况下使痴呆老人的病情得到改善，延缓恶化，提高生活质量和防止并发症的发生。

3. 照护者须知如下。

（1）照护老人要先妥善照顾好自己，计划好一天的时间，包括适当的休息；如果你的照护得不到良好的反应，不必觉得内疚。

（2）增加老人自理能力、独立性，让老人做他们所能做的，无法完成的再代劳。

（3）照护者的生气、挫折、悲伤是很自然的情绪。

4. 与痴呆老人沟通　痴呆老人在沟通上的主要问题是短期记忆的丧失、理解能力减弱、对刺激反应延迟。照护者必须能发现痴呆老人在沟通上的问题及困难点，若是因生理问题，如听力障碍，则需为其配戴助听器。最好的沟通主题是谈过去的事，但是，若过去的事令他伤心则不是一个好的话题。

5. 照护技巧包括如下几方面。

（1）进食方面：由于有些痴呆老人常忘记进食时间或进食与否，有可能导致营养摄取不均，也因常忘记喝水，导致电解质不平衡及泌尿道感染的问题使其意识混乱的情况加剧；有游走情况的老人更容易有热量摄取不足的情况，这些饮食习惯照护者必须细心发现，并给予定时定量的饮食。

（2）口腔卫生：老人可能忘记挤牙膏、上下刷动、漱口等任何一个小步骤，而无法做好口腔清洁。不要因为老人不会刷牙就快速地帮他们完成，有时他们只是忘了其中一个步骤，稍加提醒即可自我完成。

（3）大小便：训练大小便习惯，维持肠道及膀胱正常功能，并且每天记录大小便状况。

（4）沐浴：若老人出现拒绝洗澡的问题，要先了解是什么原因拒绝洗澡。沐浴前应调好温度，建议可由熟悉或有经验的照护者陪同协助洗澡。让老人做他所能做的部分，无法完成时再代劳。

（5）穿衣：提醒气温变化，建议加减衣服，穿衣的选择应简化及有限；按穿衣的顺序，依序摆好，给予简单的指示，如先把右手

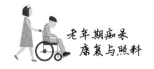

穿进去，保持其自尊心与独立感。

（6）睡眠：适当午睡或小睡（时间控制在半小时左右）；白天保持适当活动；制定规律的睡眠时间；如有需要在医生许可下睡前可用少量安眠药；晚餐后限制流质饮料。

（7）保证环境安全：①预防跌倒：不要移动家中摆设、堆积杂物，光线要充足；卫生间环境应保持干燥明亮，可加装扶手、防滑砖；协助老人使用助行器。②预防环境伤害：危险物品要收好，如打火机、刀子、剪刀等物品；冰箱内勿放过期食物以免误食；药应分次装好，以免服错。

第二节　照护内容

一、营养支持

案例

　　隔壁的李奶奶86岁了，有中度老年期痴呆，最近一段时间不知道为什么总是食欲很差，瞌睡多，吃饭需要多次反复催促，有时候把饭菜含在嘴里不下咽，有时候会将饭菜吃得乱七八糟，情绪不稳定，容易发火，家里人想了很多办法，但效果很差，人也变得消瘦了，家里人越来越着急，求助医生，医生交代家人营养对老人很重要。如果吃得不好，会影响心情，而且会营养不良。每天均衡的营养食物包括：牛奶、瘦肉、鱼、蛋、豆类、蔬菜、水果等，应注意其进食需求及营养均衡。根据医生的交代，经过1周左右的时间，李奶奶进食有规律了，体重也逐渐增加了。

1. 如何选择和制作合适的食物？痴呆老人可能因牙齿脱落，咀嚼能力下降，吞咽功能退化等现象而出现食欲下降。为老人准备食物应注意食材选择及制作方法，豆腐、鱼肉、丝瓜等柔软好入口，太硬或者大块的食物老人会吃得很辛苦。另外，肉要剁碎，食物切成小块或丁有助于提高老人进食乐趣，多变换烹饪方法，以熟悉的味道为主。补充营养方面，可把银杏粉加入牛奶冲泡，长期食用。

2. 如何让老人多喝水？许多老人不爱喝水，以致饮水量不足，造成免疫力低下，引起泌尿系统感染。专家建议可以改变味道及变换给水方式。一般人一天需补充水分1500毫升，不爱喝水的老人可选择饭前或饭后容易口渴时鼓励他多喝点，也可用养生茶、牛奶、汤及点心里的水分替代白开水。另外，水分补充最好在白天。

3. 痴呆老人进食时可能会出现的问题及应对策略如下。

（1）吃得乱七八糟：当老人出现协调问题的时候，他们可能会吃得乱七八糟，而且开始用手不用餐具了。关于这一点，你试着接受它远比抗拒它容易。你可以给老人垫一块垫子或大一点的围裙，但千万不要责骂他们。对协调能力差的人来说，握柄较大的叉子和调羹比较好用。

（2）拒食：首先要看看老人是因为情绪的问题还是身体确实不舒服而拒食。如果是情绪问题，可以试着先劝说或等情绪稳定再给予进食，再或者换一些老人平时喜欢吃的菜和点心；对一些消瘦、营养不全而又不好好进食的老人来说，可以给其吃一些高热量的饮食，如匀浆膳，内含丰富的维生素和蛋白质。

（3）进食过量：老人因为遗忘会不停地找照护者要东西吃，感觉总是吃不饱，这时应遵循少量多餐原则，也可适时给老人准备一些小点心。

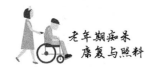

（4）在给老人喂食过程中避免交谈或催促，给予缓慢喂食。喂汤或喂水时要特别小心，要用汤勺缓慢送入口中，小口喂服。当老人出现抵抗情绪不愿进食时，可稍作休息，过会儿尝试着再喂。

二、移位

81岁的爷爷在家照护瘫痪的妻子，爷爷的梦想是能让妻子坐在轮椅上一起散步，在花开的时候能带她出去赏花，让她看到花的果实，不过由于他年纪已大，无法随心所欲地使出力气，而且每天照护也是一件非常辛苦的事情，如果伤到腰就更麻烦了，所以没办法让她坐到轮椅上，要是有轻松的方法就好了。

事实上，为这种事情烦恼的人很多。现在介绍几种轻松的移位方法。

1. 协助翻身坐起的方法　先将老人双下肢弯曲并拢→利用下肢重量让全身同时旋转（面向操作者）→操作者右手托住老人肩部、左手按住老人膝关节→双脚先下床→操作者左手按住老人腰部、右手托起老人颈部→利用下肢重量让老人上半身坐起。

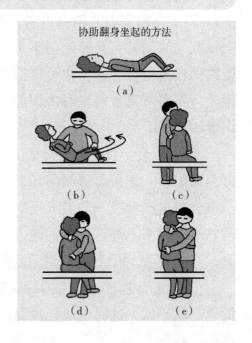

协助翻身坐起的方法
（a）
（b）
（c）
（d）
（e）

2.从轮椅到床的方法　如何将坐在轮椅上的老人轻松地转移到床上呢？首先将轮椅停放靠近老人床头（偏瘫老人可将轮椅停靠在老人健侧），轮椅与床头成45°夹角→固定轮椅两旁刹车，抬高轮椅脚踏板→协助老人往前坐一点，让双脚可以踩地→双手环绕过老人身体，抓紧老人腰带→请老人用健侧脚帮忙站起，膝盖无力者要帮忙顶住老人膝盖→以侧转身方式将老人转移到床上。

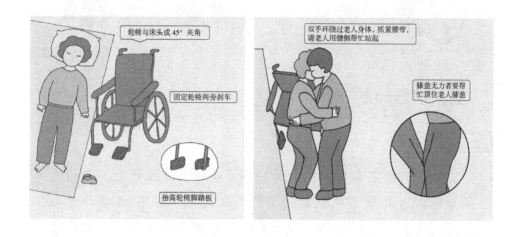

3.从床到轮椅的方法　轮椅停放在老人健侧，轮椅与床尾部成45°夹角→固定轮椅两旁刹车，抬高轮椅脚踏板→协助老人坐起来，记得要穿好鞋子→协助老人往前坐一点，让双脚可以踩地（这一点非常重要）→让老人上身前倾，告诉他要稳稳地靠着你→双手环绕过老人身体，抓紧老人腰带→用自己的膝盖顶住老人膝盖或将自己的右腿放在老人两腿中间固定老人一条腿→以侧转身方式将老人转移到轮椅上。

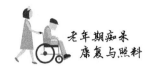

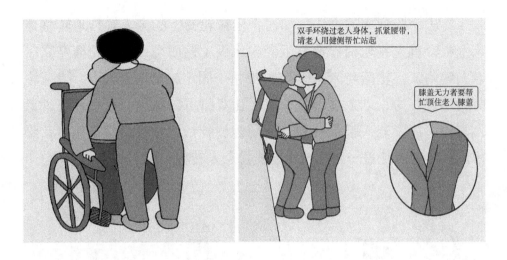

双手环绕过老人身体，抓紧腰带，请老人用健侧帮忙站起

膝盖无力者要帮忙顶住老人膝盖

三、协助如厕

案例

　　爷爷，您怎么在客厅小便？孙子小明大声地喊着，小明的爸爸则赶紧从书房跑到客厅了解怎么回事，眼见79岁中度痴呆的父亲再次随地小便，心中又气又无可奈何，只好扶着父亲到卫生间去换裤子。同时，也招呼妻子与儿子去拿拖把及消毒水共同去清理，这已是这个月来，天天"上演的戏码"。还好今天是周末，全家人都在，遇到这种头痛的问题，全家动员一下，很快就能解决。但平常，上班的上班，上学的上学，回到家之后，一开门，就是一阵尿骚味扑鼻而来。父亲穿着已经尿湿的裤子坐在沙发上，所以沙发垫子也是湿的，他们还发现客厅墙角的兰花，花盆里都有尿骚味，上个星期还在客厅电话旁小便，地上还有粪便。

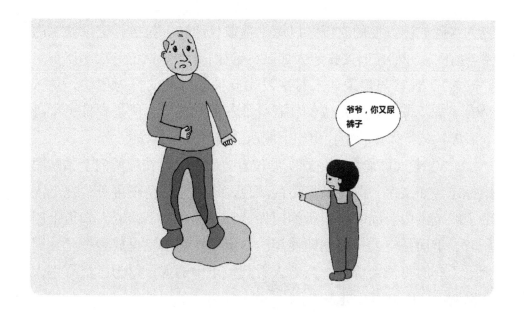

1. 痴呆老人为何会出现上述情况？

（1）生理方面：痴呆老人大小便失禁可能是由于脑部的退化造成的，因此，导致他们对膀胱括约肌的控制能力下降，有一点尿就会憋不住，出现随地大小便现象。

（2）心理方面：大小便失禁并非痴呆老人所愿，有不少痴呆老人面对自己失禁的窘境，其实多半会很不自在。如果照护者以自己的观点去看这些行为，直接指责老人，可能会形成心理上的挫折与害怕，使情况更加恶化。照护者及家属面对痴呆老人的大小便失禁问题，应该多一些理解、谅解、宽容、耐心。先安慰老人，让他不觉得自己有任何罪恶感或做错事的感觉，以平常心看待，平和地处理眼前的状况，无论是更衣、处理污秽物或是清洁拖地等，进而以轻松的口吻与老人说话，也可稳定老人的心情，避免再衍生出其他精神行为症状。

2. 如何协助或训练老人如厕呢？

（1）协助建立规律作息，先协助痴呆老人建立规律作息，提供

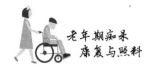

老人穿脱如厕方便的衣服，以魔术毡取代纽扣、拉链，记录饮水的量与时间，开始定时安排老人如厕，譬如，1个小时上一次厕所。

（2）观察与记录老人每次发生此种问题前的行为症状，是否会有坐立不安、走来走去像在找什么东西的样子，或是拉扯下半身衣服等，从行为症状中找出想上厕所的信号，引导如厕。

（3）老人可能会忘记厕所的位置，照护者可在厕所门上粘贴图案标志，如文字、图片及显著的颜色，该标志需清晰可见，在老人的视线范围内。同时，厕所的门保持打开的状态，让老人知道上厕所时，里面是空的，可立即使用。尽量不要在浴室里放置镜子，因为老人有时可能会混淆，当老人看到镜子中的人，以为已经有别人在厕所里，所以不会进去。

（4）排除任何影响老人如厕路线的障碍物。了解老人在家中如厕的路线，保证通道通畅、光线充足。学习运用辅具帮助老人行动，夜间可使用感应灯来帮助老人如厕。

（5）如肢体功能已逐渐退化的老人有夜尿的情况，可在床旁准备便盆及尿壶，行走路线安装扶手，马桶座上加装马桶垫，方便坐下及起身。必要时，在晚上让老人穿上成人纸尿裤睡觉，避免受冷及各种安全问题。

四、预防跌倒

案例 1

72岁的张爷爷，身患高血压和糖尿病很多年了，一直坚持吃药，数年来左手不自主地抖动，走路缓慢，总是小碎步般地走路，一不小心就会往前跌倒或是向后仰倒，坐在椅子上要站起来时总是要扶着把手或拐杖，最近爷爷视力变得模糊，家人觉得可能是爷爷年纪大了，行动才会越来越缓慢，所以不以为意。有一天，张爷爷同小孙子玩的时候，因身体往前冲，突然跌倒在地。当时家人呼叫爷爷，爷爷毫无反应，故家人立即拨打120，送医院抢救。

案例 2

　　76 岁的王奶奶，5 年前还可以提着菜篮到菜市场买菜、出门与邻居聊天。但是她慢慢觉得走出家门变得很费力，四肢仿佛越来越僵硬，现在她整天躺在床上，家人帮忙翻身擦澡。她下床也需要轮椅才能到公园看看风景。有时候女儿跟王奶奶说话时，王奶奶讲话文不对题，好像有痴呆的样子。

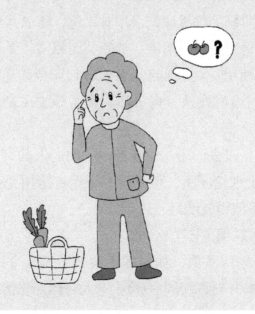

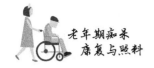
1. 跌倒原因如下。

（1）内在因素：糖尿病、高血压、肺部疾病、心脏病、脑中风、视力差、听力差、平衡功能差、关节疼痛、肌肉无力等。

（2）外在因素：不安全的环境，药物不良反应。

（3）危险行为：老人对于危险行为的警觉性降低，故容易发生意外，如攀爬不稳定的楼梯，穿拖鞋就出门，看到障碍物还踩过去。常见危险因素：肌力减弱、有跌倒史、步态及平衡不佳、使用辅具、视力不佳、关节炎、日常生活自理能力下降、眩晕、晕厥及药物作用。

2. 为了避免跌倒能做些什么事？

（1）定期的训练运动：如平衡、肌肉力量、耐力等。

（2）每年检查一次眼科疾病：视力不良会增加跌倒的风险。

（3）起床时动作要缓慢：避免体位性低血压发生。

（4）在屋内屋外都要穿鞋，避免穿拖鞋或赤脚。鞋子可以考虑使用粘贴式，协助老人自己穿脱。

（5）每层阶梯的梯缘应该采用对比色，增加其辨识度。

（6）病室地面应保持清洁、整齐、无障碍、无水渍等。

（7）辅具使用：对未加床档者及时加床档，光源不足及行动不便者，上厕所时及时换扶。将水杯、便器等放在老人随手能拿到的地方。

（8）约束：过去为了避免步态不稳的老人跌倒，常以束缚带将他们固定在床上或椅子上，但并没有证据支持用约束的方法可以预防跌倒，所以不值得鼓励。

3. 如果老人跌倒了该怎么办？

（1）在养老院跌倒：如果发生坠床跌倒，立即赶到现场（不要随意搬动身体）→通知医生→检查老人身体受伤情况→测量血压，判断病情，安抚老人情绪→加强观察→听从医生协助处理。

（2）在家跌倒：如果发现老人坠床跌倒，立即赶到现场（不要随意搬动身体）→呼叫老人，判断意识情况→检查老人身体受伤情况→测量血压，观察病情，安抚老人情绪→当出现呼叫不应或受伤等情况→立即拨打120送往医院就诊。

五、预防压疮

案例

> 戚爷爷，89岁，患有重度痴呆症，住在大女儿家里已经很多年了，日常生活照护都是请的护理人员王阿姨负责，戚爷爷已经不能走路了，连站立一会儿都很费力。为了防止摔倒，白天就坐在保护椅子上。一天早上，戚爷爷上厕所时不小心左脚跟被椅子划破了，后来家人发现戚爷爷脚跟皮肤已经发黑了，王阿姨连忙检查了另一只脚，发现右脚跟也有一个水疱。家人带戚爷爷去看了医生，医生剪开表层皮肤，发现里面皮肤已经腐烂了，发生了压疮。医生告诉家人这是由于戚爷爷年纪大，长期坐保护椅足跟受压和双下肢血液循环不良所导致。

1.压疮发生的原因如下。

（1）局部组织受压过久：如卧床和坐轮椅老人长时间不改变体位，局部组织持续受压在2小时以上，就可引起组织坏死。

（2）潮湿：由大小便、出汗、血及渗出液引起的潮湿刺激，导致皮肤浸渍、松弛，易被剪切力、摩擦力等所伤而形成压疮，尤其是大便失禁时，由于更多细菌及毒素的作用，比尿失禁更危险，这种污染物浸渍诱发感染时使情况更趋恶化。

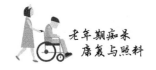

（3）使用石膏绷带、夹板时衬垫不当、松紧不适宜而导致。

（4）营养不良：营养素缺乏，在有低蛋白血症、水肿和贫血的情况下易发压疮。

（5）感觉低下：老人由于对受压及因压迫引起疼痛的感受性降低，不能躲避压迫或寻求缓解；活动功能障碍的老人，即使可以分辨压力和疼痛，但因不能独立地变换体位，无法自行缓解压力与疼痛，故易发生压疮。

（6）身体功能老化：由于老化，致皮肤、皮下组织、肌肉萎缩、松弛，使组织对压迫的缓冲能力降低，易发生压疮。

2.易发部位　多发生于无肌肉包裹或肌肉层较薄、缺乏脂肪组织保护又经常受压的骨隆突处。

（1）仰卧位好发于后脑部、肩部、肘、脊椎隆突处、臀部、脚跟。

（2）侧卧位好发于耳部、肩部、肘部、肋骨、髋部、膝关节的内外侧及脚部内外侧。

（3）俯卧位好发于耳、颊部、肩部、女性乳房、男性生殖器、髂嵴、膝部、脚趾。

3.如何看护及照护？

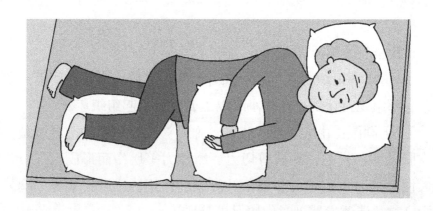

（1）减轻压力、剪切力和摩擦力：减轻老人局部皮肤的压力，改善血液循环，尽可能地让老人活动是最有效的预防措施。定时翻身能有效地、间歇地解除压迫，恢复受压部位的血液供应。常规采取每2小时为老人翻身拍背1次，每次应查看老人受压部位的皮肤，并视情况给予按摩。有报道骨性突出部位的压力是皮肤平均压力的5倍，可用松软的棉垫、棉圈或各种规格的凉液垫垫于枕部、肩部、臀部等骨突处，并定时更换。高危因素的老人不宜使用普通床垫，以气垫床最好。

（2）协助老人选择合理舒适的卧位：卧床老人抬高床头一般不超过30°，减少身体下滑对骶尾部及足跟部造成的剪切力，超过45°最易滑动，以5°～30°为宜。

（3）协助老人翻身、更衣、换床单时要抬起老人身体，避免拖、拉、拽等形成摩擦力损伤皮肤。使用便盆时应抬高其臀部，不可硬塞、硬拉，保持便盆光滑完好，便盆可垫上软纸或布垫。擦拭老人时，对其受压部位皮肤不可用力擦拭。

（4）保持皮肤的清洁干燥：对于长期卧床老人，加强大小便的管理、保持皮肤干燥尤为重要。大小便失禁的老人不可直接卧于橡胶单上，橡胶单上应铺一层吸水性及透气性好的棉垫，其潮湿及污染后应及时更换。每次排便后应清洁老人肛门及其周围皮肤，涂上凡士林软膏以形成保护膜，避免大便的刺激。对于引流液污染、出汗等老人，应及时清理。同时，每天用温水清洁皮肤，及时更换污染的衣服、床单，保持床铺、被褥清洁、干燥、平整，老人内衣要柔软平整，使老人感到舒适。

（5）观察体温变化：照护中注意观察老人体温变化、皮肤的温度及湿度，特别是注意观察老人的受压部位有无改变。低体温时，

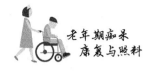

机体关闭外周循环，受压部位血供减少导致压疮形成。在压疮的治疗中不推荐烤灯法，因为在已经受损伤的区域，表面组织的温度增加将起到附加的压力作用。另外，不合理使用热水袋、冰袋等，也将影响局部代谢。

（6）改善老人营养状况，适当增加膳食中的蛋白质、热量、维生素、微量元素等。对不能经口进食者，及早进行管饲营养，必要时给予静脉营养。

（7）对正常健康的皮肤给予适度的按摩能起到预防压疮的作用，但不能用于骨隆突处已发红的皮肤或脆弱型的皮肤，局部按摩易引起表皮的损伤。相关研究表明，软组织受压变红是正常的保护性反应，解除压迫后一般30～40分钟皮肤会褪色，不会形成压疮，如受压部位皮肤持续发红，则表明软组织损伤，此时按摩受压部位必将加重局部皮肤损伤。

六、预防噎食

案例

　　李大爷，73岁，女儿和老伴一直细心照顾。早上八点半，是老人吃早餐的时间，由于在吃馒头时有点急，速度有点快，一下子被噎住了，李大爷顿时憋得满脸通红。家人看到他痛苦的样子急忙过来帮其拍背，可是情况仍没有缓解，只见李大爷双手乱抓，表情紧张，家人不知如何是好，也不会急救方法，在这种危急的情况下，儿子立即用手抠出李大爷口中的食物，不一会儿，李大爷症状缓解了，家里人终于舒了一口气。

1. 你知道老人为什么会发生噎食吗?

（1）老人牙齿脱落缺失，唾液分泌减少，食物咀嚼功能下降及咳嗽反射功能低下。

（2）老人尤其是到了中期痴呆后发生噎食的概率更高，老人出现抢食、暴饮暴食，如无人看管容易发生噎食。

（3）某些药物会引起吞咽肌群不协调。

（4）食物干燥（如蛋糕、面包、煮鸡蛋）和黏性食物（汤圆、粽子），容易黏附在咽喉部引起窒息。

（5）行动不便的老人卧于床上进食，食管处于水平位，容易引起噎食。

（6）在意识不清醒的状态下喂食也容易发生噎食。

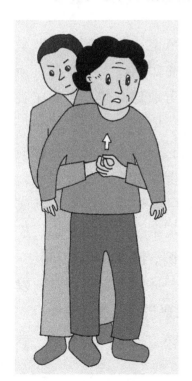

2. 发生噎食时该怎么办及如何急救?

（1）当发现老人噎食时应立即用手抠出口中食物，对意识清楚的老人，可鼓励其咳嗽或吐出食物，抠出的同时可将老人倒转，用手叩击其背，使食物咳出，或立即用汤匙柄或手指刺激咽喉部催吐或置老人侧卧位，头低45°，拍击胸背部，协助老人吐出食物。

（2）海氏法：例如，急救者站在老人身后，从身后抱住老人腰部，老人上身前倾，急救者双手掌相握，掌心放在老人腹部，双手在老人腹部向内向上冲击，反复进行，利用膈肌向上的冲击力可将食物推出气管。

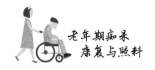

（3）窒息状态就地将老人置于侧卧，用单手或双手在老人腹部向胸部上方推压，反复进行，也是利用膈肌向上的冲击力将食物推出气管。

（4）抢救要诀：一喊：喊老人，了解意识情况，喊其他人来帮忙；二抠：从老人口腔抠取异物，尽可能保持呼吸道通畅；三拍背：尽快让老人低头弯腰拍其背部，促使异物排出；四挤：根据情况，尽快挤压胸部、腹部冲击救护。

3.怎样做可以预防噎食？

（1）帮助老年人养成良好的饮食习惯：应做到"食物宜软、进食宜慢、心宜平静、食量适宜"4个原则。进食前检查餐具和食物是否清洁，进食时避免谈笑，减少环境干扰因素，如看电视、听收音机，周围人过多，以免分散注意力。

（2）选择舒适的进食体位：进食前应嘱老人放松精神，取坐位或半卧位，进食的最佳体位并非一致，在实际操作中要因人而异，长期卧床的或者身体无法直坐的老人可取仰卧位，抬高床头30°～40°，以利于吞咽动作。

（3）开餐时加强观察老人的食量、食速及体位，暴饮暴食的要加以控制数量和速度，小口送食，不可催促老人，忌食馒头、饼及坚硬的、长条、大块食物，若需吃，可将馒头、饼泡在汤或牛奶、豆浆中充分软化、捣碎成半流质，长条、大块的食物切成细块充分咀嚼。引起噎食常见的食物有：汤圆、馒头、花卷、年糕、粽子、煮鸡蛋、米饭、苹果、香蕉、蛋糕、月饼等。必要时予以流质或半流质。对重点老人进行专人守护观察进食情况。进食后，保持进食体位0.5～1小时，尽量少搬动老人，不拍背、翻身，做好口腔清洁。

七、预防烫伤

案例 1

  蔡先生介绍，母亲陈英，95 岁，已患痴呆 10 余年。由于自己患病需要手术，他将母亲送进了弟弟家里。一个星期后，蔡先生去看望母亲，发现母亲脚背上的皮皱着，伴随着水肿。经询问得知，母亲的脚是在当天下午洗脚时被烫伤的。负责照顾陈婆婆的护工小陈告诉他，平时都是用湿毛巾给老人擦脚，那天看到老人的灰趾甲长长了，就想给老人泡泡脚再剪趾甲，于是放了热水器里的水为老人洗脚。她认为老人感觉到烫会吭声的，便没有试水温，不料老人直到脚被烫肿都没有反应。

案例 2

  王婆婆，72 岁，中度痴呆，女儿赵女士发现刚从医院输液回家的王婆婆输液进针处有轻微的红肿，就让保姆给热敷，于是保姆拿来热水袋给老人热敷，王婆婆并没有感觉不舒服，第二天赵女士发现老人热敷处出现了水疱。

  1. 痴呆老人发生了烫伤怎么办？

  （1）痴呆老人因视力不佳、感觉减退、反应迟钝、行动不便很容易发生意外烫伤。发生烫伤后，可按如下方法处理：立即小心地将被热液浸透的衣裤、鞋袜脱掉，用清洁的冷水喷洒伤处或将伤处浸入清洁的冷水中，也可以用湿冷毛巾敷患处。

  （2）烫伤处不必包扎，可任其暴露，注意周围皮肤卫生，防止

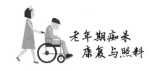

伤口污染，预防性地用一些抗感染药。重度烫伤或烫伤面积大者，应送医院治疗。如果是轻度烫伤，面积较小，局部可外擦烧伤湿润膏，一般药店和医院都可买到。

（3）尽可能不要擦破水疱或表皮，以免引起细菌感染，水疱大者，用消毒注射器抽出疱内液。

2. 如何预防?

（1）给老人洗澡、泡脚前调好水温，避免老人擅自调节水温而发生烫伤。

（2）热水瓶应置于老人不易接触到的地方。饮用的食物、汤水或茶水等，冷热温度应适当，谨防误食烫伤。

（3）加强火种管理，对吸烟的老人要定点、定时、集中管理，尽量劝其戒烟，禁止在床上吸烟，禁止使用明火蚊香，以免发生火灾。冬季禁止使用电热毯、热水袋，以防老人皮肤烫伤、火灾等意外发生。

八、协助沐浴

案例

　　张小姐照护中度痴呆的妈妈已经很多年了，张小姐称她最怕给妈妈洗澡，每次洗澡都是件很麻烦的事情，也是妈妈最容易发生意外的时候。老人不爱洗澡，常听到老人说："我刚刚已经洗过了。"有时洗澡不配合，有时忘记洗澡的步骤，洗不干净或重复洗同一个部位，甚至出现攻击行为，情绪也变得不好。每每想起来，张小姐都会觉得很吃力，也很无奈。

1.沐浴前的准备如下。

（1）在沐浴之前，让浴室保持温暖、干燥、防滑，对于没必要的用品清理出来，以免老人拿错或对环境感到复杂，若是老人常常对镜子产生幻觉，建议把浴室的镜子用布盖住，并且安装浴室扶手，以免滑倒。

（2）沐浴乳和洗发乳要用明确的图案标示出是洗发的还是洗身体的。建议可使用洗发沐浴两用的产品，用品应放在老人随手够到的位置，尽量用小罐、容易挤出的。

（3）浴巾建议以白色无花样的为主，能完整地包住老人的身体最好，让他保持隐私和温暖。

（4）沐浴前在浴室放轻快柔和的音乐，可以刺激老人的感官，同时也可以让其感到放松，并且配合沐浴。

2.协助沐浴的注意事项如下。

（1）在协助轻度或中重度痴呆老人洗澡时，我们要记住一个原则，老人自己能做的，就让他自己来，我们只要在旁适时地给予协助就好。

（2）尽量不要在睡前洗澡：洗澡会促进血液循环，最好把洗澡安排在睡前的两三个小时。

（3）如果老人拒绝洗澡，需要了解拒绝洗澡的原因。可以暂时顺着老人的意思，转移注意力，出去走走，过一会儿再试。

（4）给老人和自己充裕的时间：慢慢来，合理安排时间准备、收拾。

（5）分解动作：一个口令一个动作，做不好没关系，帮他/她完成即可，少责备、少催促。完成时立即鼓励，赞美并给其喜欢吃的东西。同时给自己一个很大的赞美和奖励。

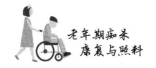

九、夜间照护

案例

　　76 岁患有轻度痴呆症的范妈妈，最近每天从半夜开始就不睡觉，起床到每个家人房间开门查看或拎着包就要出门。有一次半夜起来不小心还摔倒了，这样的情况已经连续快半个月了，弄得大家不得安宁，第二天上学、上班都精神不济，在学校及办公室打瞌睡，家人无奈决定将老人送到医院治疗。

　　1. 痴呆老人夜间常见的问题有哪些？

　　痴呆老人夜间常有早醒、整夜不睡、徘徊、跌倒、尿失禁等问题。

　　2. 夜间照护的注意事项如下。

　　（1）睡眠障碍、游走的原因与应对措施如下。

　　原因：白天活动量不足、环境干扰（照护者巡视或其他造成的干扰）。

　　应对措施：①安排规律的生活作息，尽量简单；②每天提供 2 次，每次 15 分钟的日光浴活动，可以改善生活节律与忧郁情绪；③布置夜间的休息情境：照护者放低音量，配合调整光线；④分析无法入睡原因，依原因给予协助；⑤白天尽量不要让老人睡觉，慢慢调整其日夜颠倒睡眠的节律。

　　（2）跌倒的原因与应对措施如下。

　　原因：服用镇静安眠药物、夜间起身移位时眩晕、环境设施等。

　　应对措施：①服药后至入睡前需特别留意老人情况；②集中照护原则：尽可能让老人睡在照护者视线范围内；③对于跌倒的高危险人群，可尝试于老人床旁设置离床感应器或可发出声响的感应器，以利提升照护者的警觉性；④床旁摆设足以支撑老人起身移位的扶手或重心稳固的椅子等，以协助老人起身时使用；⑤加强夜间巡视频率与记录。

（3）尿失禁的原因与应对措施如下。

原因：熟睡而忘了如厕、来不及如厕、泌尿道感染、睡前进食与喝水量较多等。

应对措施：①适时调整如厕的方便性，就近准备活动马桶座椅或简易尿壶，以备不时之需；②记录夜间如厕情形，就医时可提供，作为参考；③减少睡前饮水量；④注意室内温度：避免因起床如厕之温差引起老人不适，如老人熟睡不易叫醒，切勿勉强，但应加强巡视。

十、服药照护

案例

李芳最近很沮丧，照护轻度痴呆的公公服药是她每天最头痛的事，老人家有糖尿病、高血压、痴呆症等慢性疾病，每次服药共有七八颗，其公公经常忘记吃药。这几天老人家变得情绪焦躁，动不动就发脾气，药也不肯吃，称药物有毒，有人要害他。李芳好说歹说，用了很多办法，可就是不奏效。

有的痴呆老人常不承认自己有病而拒药；有的在精神症状支配下认为这是毒药而拒服；有的因存在情绪问题，认为活着没意义而拒药。一旦出现拒药，可采取以下有效措施。

1. 对轻度痴呆老人可使用小闹钟提醒，避免漏服。照护者在工作中对轻度痴呆老人应仔细交代药物的用法、用量及注意事项。

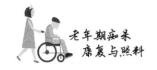

2.痴呆老人常忘记吃药、吃错药，或忘了已经服过药又再次服用，所以老人服药时必须有人在旁陪伴，帮助老人将药全部服下，以免遗忘或错服，药物应由专人保管。

3.对伴有抑郁症、幻觉和自杀倾向的痴呆老人，家人一定要把药品管理好，放到老人拿不到或找不到的地方。

4.痴呆老人常常不承认自己有病，或者常因幻觉、多疑而认为家人给的是毒药，所以，他们常常拒绝服药。这就需要照护者耐心说服，向老人解释，可以将药碾碎拌在饭中、饮料和小点心里服下，对拒绝服药的老人，一定要看着老人把药吃下，让老人张开嘴，看看是否咽下，防止老人将药吐掉。

5.痴呆老人服药后常不能诉说其不适，照护者要细心观察老人有何不良反应，及时调整给药方案。

6.卧床老人、吞咽困难的老人不宜吞服药片，最好研碎后溶于水中服用。昏迷的老人要下鼻饲管，应由鼻饲管注入药物。

7.照护者与老人同时服用药物，照护者药物可用维生素代替，以增加老人的服药配合度，如老人有高血压的话，就跟他说这是降压药，服药后再给老人测血压，从而增加老人对你的信任度。

十一、环境安排

案例

　　林奶奶患有中度老年期痴呆，这几天在家吵闹得厉害，整夜不睡，家里人已经被折腾的心力交瘁，无计可施。其老伴干脆和儿子商量狠狠心将林奶奶送进养老医院，刚进医院的林奶奶总是东张西望，坐立不安，显得有些谨慎。护士刚准备给老人介绍环境，没想到林奶奶情绪激动，破口大骂起来，称："这是哪里呀，我要回家……"护士们耐心劝说，总算稳定了老人情绪，可是不一会儿老人家在走廊、房间着急地找来找去，神情焦躁，对新环境无法适应。护士小张介绍称，刚进来的老人对新环境适应能力较差，甚至有些老人会因为环境的改变发生摔倒、冲动打人等意外事件。

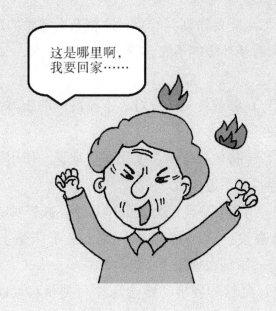

1. 环境的分类　可分为物理环境和人文环境。物理环境包括设施结构、装修摆设等；人文环境包括宽容、友爱、支持、理解、沟通等。

2. 环境安排的原则如下。

（1）维持摆设及习惯：保持原来熟悉的环境和摆设，不要移动房间物品，避免老人产生混乱而引起不安情绪。

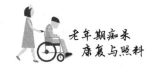

（2）安全措施要到位：浴室、厕所安装扶手及防滑垫，房间夜里要留一盏小灯；外出要佩戴"黄手环"，"黄手环"上有记录老人姓名、家庭地址、电话号码等联系方式的二维码信息，或在老人衣服内面缝制老人联系方式等信息，以利于及时寻找。

（3）隔绝噪音干扰。

（4）痴呆老人因记忆减退经常找不到地方，照护者可利用图示方式在每间门上做好标志。

（5）老人如果需要送到养老院，应将老人熟悉的用品带到养老院，以减少老人对新环境的不安全感。

3.其他。

（1）灯光：足够的灯光（夜灯、不易翻倒的床侧台灯、装在床头板上容易开关的灯）。

（2）地面：保持地板干燥，使用塑料地毯（使用轮椅、助行器及行走出现小碎步者不适用）。

（3）扶手：可提升平衡能力，鼓励运动，减轻对跌倒的恐惧。

（4）床具高度：适当的床具高度（坐于床垫上，膝盖屈曲90°，双脚能稳固平踏在地板上）。

（5）床垫：足够的硬度，绲边床垫可提供移动时良好的抓握表面。

（6）床边护栏：可选择半截式护栏。

（7）固定的床脚。

（8）床旁和厕所安置呼叫铃。

（9）合适的椅子：坐下时双脚能稳固平踏地面、适当的坐垫、有扶手、不易滑动、椅背高度合适。

（10）厕所：马桶左右侧装有扶手装置。

第五章
老年期痴呆的精神行为照护

第一节　痴呆老人出现重复行为怎么办?

案例

　　张奶奶，79岁，近5年来表现为记忆力逐渐下降、反应变慢。刚开始时，跟她说的一件事，几分钟以后就忘了。你问她的时候她还问你: "你说了什么? "后来，在家表现为坐不住，经常把其女儿叠好的衣服从柜子搬到抽屉，又从抽屉搬到柜子，有时候一天内会搬好几次。再后来，其女儿陪她去了医院，医生诊断为"老年期痴呆"。最近，张奶奶住院了，看到医生就问，"我鼻中隔以前骨折过，会有问题吗? "当医生告诉她: "不会有问题的。"张奶奶听后很高兴，并重复一句"不会有问题的"。边说边进病房，进病房见到护士正在给另一位老人喂药，张奶奶又上去问护士: "我鼻中隔以前骨折过，会有问题吗? "张奶奶就是这个样子，见到医生或护士经常会问这个问题。

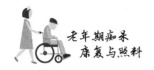
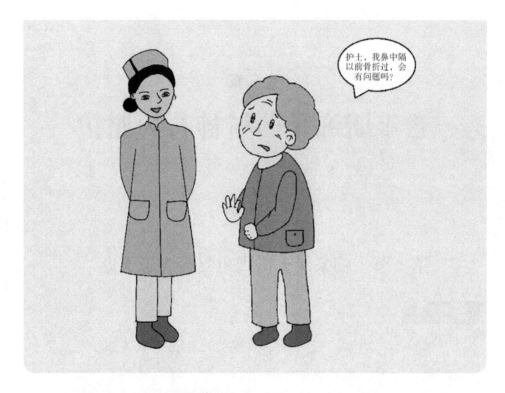

一、重复行为的表现

重复行为就是一遍又一遍地问同一个问题或说同一句话、做同一件事情的行为。具体表现如下。

1.重复问同一个问题或说同一句话　由于老人实在想不起来自己其实已经问过某个问题，也记不起来旁人已经告诉过自己答案。因此，老人就会一遍又一遍地问同样的问题，如重复问："我儿子今天来看过我吗？"

2.重复做同一件事　由于老人想不起来自己其实已经做过某件事了，因此，老人又会重复去做。就像案例中张奶奶那样，重复整理衣服。

二、重复行为老人的照护方法

1. 照护者在面对老人的重复行为时，首先要保持冷静和耐心，要注意老人的情绪，体谅老人的感受，千万不要抱怨老人这个问题您已重复很多次了。例如，老人重复问："你有没有将那些衣服寄给我儿子？"你不能回答："您真啰唆，才给您说过邮件寄出去了！怎么又来问了。"那样会让老人的自尊心受到挫折。应试着说："别担心，您看，这是寄邮件的存根。"切忌因为老人总是重复而做出强烈反应，即使老人一直重复问同样的问题，照护者也要耐心地、再一次给出简单答案，哪怕这个问题其实已经回答过好多遍了，请把每次问话当成第一次来回答。

2. 照护者可以适当引导老人转移话题或将注意力转移到其他更有意义的事情上。比如，给老人安排一件简单的任务去完成，让老人饭后洗洗碗，无论老人碗有没有洗干净，都要给予适当的赞赏和鼓励。如果老人真的没有洗干净碗，照护者不能当着老人的面马上重新洗一遍，更不能指责老人连碗都不会洗，真没用。这样容易伤害老人的自尊。

3. 对于痴呆老人，照护者可以利用记忆辅助工具。如果老人总是重复问同一个问题，那就利用便条、日历等工具来提醒老人。如果老人像案例中张奶奶那样将物品搬来搬去时，建议照护者告知老人衣服搬到一处后，在抽屉或柜子外挂上"衣服已整理"标志牌，达到提醒效果。

4. 照护者要接受和引导老人，如果重复次数不多或没有任何危害，可以顺其自然。照护者还可以尝试着利用这些重复行为来帮助老人进行活动。比如，老人总是要叠衣服，那就给老人一些没叠的

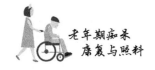

衣服，让其帮忙叠好。

5. 发现老人正在做某项不该做的事时，要马上请他停止，但要注意所使用的语气，不要使用大声吆喝的方式，也不必说一大串道理，有人以为说理能让老人了解，以后就不会再犯，但事实上，痴呆老人不会记得这些说教，反而会让他们觉得混乱，可能还会影响他们的心情。

第二节　痴呆老人出现幻觉怎么办?

案例

　　李大爷，85岁，3年前被诊断为"老年期痴呆"。最近，李大爷变得晚上不睡觉，半夜三四点就起来在屋内乱转，说家里进了贼，东西被偷走了，还把家人叫醒一起抓贼。家人平时还见李大爷对着窗户说话，有时边说边笑，但有时却边哭边骂，有时还会告诉其女儿他听到隔壁那户人家在说他大儿子的坏话，说他大儿子在上班期间拿了单位的一台电脑，他听到后很生气，因为其大儿子一直是单位先进工作者。其实李大爷耳朵很早就聋了，平时家人坐在一起说话，一般音量他是听不到的，故邻居说话他是不可能听到的。

一、幻觉的表现

　　幻觉是一种虚幻的知觉，指没有现实刺激感觉器官时出现的知觉体验。幻觉有各式各样的表现形式，如幻听、幻视、幻触、幻味、幻嗅等，其中，以幻听、幻视较为多见，痴呆老人往往听到有人在讲话，其内容多数是批评、辱骂或命令，老人的情绪和行为或多或少会受到影响。当老人出现幻觉时，他们可能会看到或听到一些实际并不存在的事物、人或声音。例如，看到地上有老鼠在爬，别人坐在自己的床上，或是听到房子里有人在说话，在家里看到已经故去的亲人等。严重的情况下，痴呆老人会对空气说话，幻觉很容易扭曲痴呆老人理解事物的能力，从而进一步影响他们完成日常生活的能力，破坏他们与家人、周围人之间的关系。

二、幻觉的应对方法

1. 当痴呆老人出现幻觉时，作为照护者，应加强安全防护措施，防止老人在幻觉支配下发生意外事故，如老人说自己看到房间地上有蛇在爬时，照护者可以带老人离开其房间，并陪护在其身边，以缓和其受惊情绪。不要不理老人，随老人在床上或椅子上爬上爬下，导致跌倒等意外事故的发生。

2. 当老人说看到或听到实际并不存在的事物、人或声音时，照护者不要与他们争执事情的真假，因为对痴呆老人来说，这些都是很真实的感受。例如，老人看到墙壁上有好多虫在爬时，你可以告诉老人，请他不要紧张，我会用鞋子去打死那些虫子；如老人说，有陌生人进到家里时，你可以告知老人，我去找一遍，然后再告知老人陌生人已经不见了。但你不能马上回答"没有呀""我没看到呀""一定是您看错了"等指责或否定老人的话语，这样会让痴呆老人觉得被否认而感到害怕。

3. 鼓励老人与真实的人和环境接触　如老人一直说，其儿子在下面等他，要将其接回家里去，经照护者耐心解释老人还是站在门

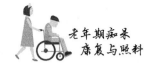
边坚信其儿子还在时，此时可以陪老人下楼，让老人亲眼看看其儿子在不在，这样可以证实老人的体验与现实是不符的，从而减轻和缓解老人的症状。

4. 主动与老人进行交谈或给老人提供具体有趣的活动　例如，鼓励老人参加有益的文体活动，如看看报、散散步等，以分散老人的注意力，起到减少幻觉出现的作用。

5. 加强心理护理　让老人有机会向家人或朋友表达自己焦虑、恐惧不安或其他不舒适的各种感觉。家人及朋友既要使老人得到安慰、同情，又要让老人了解到他们的想法是不符合现实的，没有必要紧张、害怕。如果老人对家人或朋友是信任的，可以告知老人幻觉是一种病态。如果不信任也不必过多否定老人，千万不要违心地承认老人的幻觉是事实，也不可讥笑老人，否则，对老人的治疗是十分不利的。

第三节　痴呆老人出现妄想怎么办?

案例

　　林老师，76 岁。大约 5 年前，家人发现林老师记性不好，做事丢三落四的，烧菜经常不是烧糊就是忘了放盐，煤气开关忘记关等，但没有引起重视，家人觉得可能是年龄大的关系。2 年前因女儿工作调到外地，没法照顾父母，故为他们请了保姆。但大约 1 年前开始，林老师与女儿通电话时总说，放在抽屉的钱少了，放在冰箱里的苹果上午数有 8 个，等下午时少了 1 个，怀疑保姆偷了她的钱物，因此，其女儿为其重新雇用了保姆。新保姆上任后，林老师还是跟女儿说："新换的保姆比原来的那个保姆还不好，不但要偷家里的钱物，还发现她跟你父亲眉来眼去的，看上去作风也有问题。"这时，女儿觉得母亲可能精神上出了问题，于是陪母亲到医院就诊，经检查，医生确诊为"老年期痴呆"。

一、妄想的表现

1.妄想是一种病理性的歪曲信念，是病态推理和判断，有以下特征。

（1）信念的内容与事实不符，没有客观现实基础，但老人坚信不疑。

（2）妄想内容均涉及老人本人，总是与个人利益有关。

（3）妄想具有个人独特性。

（4）妄想内容因文化背景和个人经历而有所差异，但常有浓厚的时代色彩。

2.痴呆老人最常见的妄想如下。

（1）被窃妄想，是指老人毫无根据地认为自己所收藏的东西被人偷窃了。这与老人近记忆力下降有关，例如，刚刚放置好的物品，东找西找也没找到，老人就怀疑有人将其物品偷走了。如果妄想相当严重，部分痴呆老人会认定有人闯入家里藏匿或偷走物品。

（2）嫉妒妄想，是指老人无中生有地坚信自己的配偶对自己不忠实，另有外遇。例如，有的老人怀疑配偶对其不忠，另有新欢，不但会骂其配偶，有时还会用木棍打其配偶；有的还有跟踪行为，当配偶洗澡或上厕所时会在门缝里张望，怀疑里面有异性和配偶在一起，虽然没有证据，但老人还是坚信不疑。

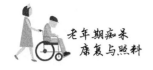
（3）被害妄想，是指老人坚信自己被跟踪、被监视、被诽谤、被隔离等。例如，老人毫无根据地怀疑家人要害他，故家人烧的饭菜他不吃，要么上外面饭馆吃饭，要么自己买菜自己烧；有的老人还会觉得有人在跟踪他。例如，一位老人因一些小事与邻居发生了口角，此事后这位老人就一直觉得其邻居在跟踪他，连他去美国女儿家时，还觉得那帮人也跟踪到了美国。

二、妄想的应对方法

1. 老人在病态思维支配下，可能会发生自杀、伤人等冲动行为，妄想信念对他而言是亲身经历的，一定会非常真实，故应做好安全防范措施，防止意外事件的发生。

2. 面对老人的无端指责，照护者态度要温和，切勿与之争执或否定其真实性，也不要过早启发老人认识病态思维，更不要主动引导老人反复重述其妄想的体验，如总是问老人："这两天你家的东西有没有少？还有人要来害你吗？"这样容易强化其病态的联想。

3. 如老人情绪激动地告诉你，他放在枕头下的钱找不到了，怀疑是被偷了。此时你要及时表达对老人的同情，安慰他，如轻轻拍拍他，安抚他。应急其所急，想其所想，不要说"谁会来偷您的钱"或说"一定是您自己忘了放哪里了"。应与老人共同寻找他要找的东西，让他感受到你的真诚态度。找到后，不要直接告诉他或拿给他，因为这样可能会被误解为是你故意藏起来的，应让他自己找到。为方便老人寻找和拿取，可将物品放在显眼的容易找到的位置。

4. 如果老人要找的东西并不存在或者暂时无法获取，可在与其寻找的过程中慢慢转移其注意力（很多时候痴呆老人只是一时想起，紧张此物，并非真的一定要找到或得到），引导其回到正常状态。此时，偶尔一个善意的谎言，也可以达到让痴呆老人安心地转移注意力的效果。必要时，需要痴呆老人家属配合一些善意的谎言。

5. 对老人存放物品的地方可用图片和文字的指示贴来提示他，对重要的东西可以多制作几份备用，如钥匙。

6. 被害妄想的老人可能与缺乏安全感有关，所以，子女等家人要抽出时间多陪老人聊聊天、散散步或做其他的活动，把老人的生活安排得满满的，避免孤独。

第四节　痴呆老人出现焦虑抑郁怎么办？

案例

　　朱奶奶，86岁，年轻时是一位会持家的主妇，非常节约，性格较为随和。从80岁左右开始，家人发现朱奶奶烧菜不是忘了放盐就是放了多次盐，经常会忘事，且个性发生改变，冰箱和桌上都是剩菜剩饭，新鲜的饭菜不舍得吃，先吃剩的，因此，她永远吃的是剩菜剩饭。如果家人将这些饭菜倒掉，她就会不开心，有时还会大发脾气，又哭又闹，并说："你们以前都没苦过，所以不知道节约，现在我年龄大了，要依靠你们了，你们就这样教训我。"其子女没办法只能顺着她母亲。但近几年，朱奶奶经常不是担心这个儿子今后生活怎么过？就是担心那个女儿身体是否健康？其几个子女都告诉她，不要担心我们，我们都有子女在的，请您放心好了。但朱奶奶总是放心不下，有时候还会影响到睡眠和食欲，每晚借助安眠药才能入睡。后经医生确诊为老年期痴呆。最近，朱奶奶又为房屋拆迁之事焦

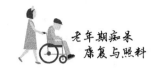
虑不安，一会儿决定拿房子，一会儿又想拿赔款。征求过每个子女的意见，但子女给她的意见又不接受，子女们也明确表示，只要您开心就可以，我们都不会反对的。但她总为此事纠结，严重影响了睡眠，下半夜早早就醒来。最近两个月，朱奶奶情绪明显低落，胃口也差了，夜间只有 2～3 小时的睡眠时间。有一次整理房间时，其女儿发现有一个罐子里藏着好多安眠药，问其母亲，藏那么多药干什么？其母亲不作声，后来获知，她是计划顿服作为自杀工具的。

一、焦虑抑郁的表现

1. 焦虑　是指在缺乏相应的客观因素情况下，老人表现出顾虑重重，紧张恐惧，搓手顿足及心跳加快、出汗等症状。如老人常表现为坐立不安、不停地搓手、担心这担心那的，一会儿找这个人商量这事，过一会儿又找那个人去商量，严重时到处吼叫或来回走动，甚至拒绝进食与治疗等。

2. 抑郁　是指老人情绪低落、忧愁，对许多事情不感兴趣，还会出现悲观、厌世情绪，总觉得时间过得太慢，说自己那么大年纪了，早就该走了。每天早上起来就感到心烦意乱的，心情不舒畅，懒于梳洗等。例如，有的老人常担心自己年龄大了，没人照顾怎么办，但请其到子女家里去住，不是说这个女儿家住的楼层太高，就说那个儿子家里太小，给他请保姆，又说那些钱现在还是可以省省，常为一些小事搞得不开心。严重时还会出现自责和罪恶妄想，为此往往产生轻生念头而想自杀。

二、焦虑抑郁的应对方法

1.给老人更多的爱与支持。作为子女要合理安排时间,有条件的最好每天有人去探望老人,陪他聊聊家常、散散步,听其唠叨一番。

2.有抑郁情绪而懒于梳洗和没有食欲时,照护者应照顾好老人的生活起居,合理安排其睡眠、活动时间,协助老人搞好个人卫生,根据老人口味调配营养丰富、清淡的饮食。

3.照护者不要强迫老人做其不情愿的事情,听不愿听的事情,这样会使老人焦虑抑郁情绪加重。可以安排老人做一些力所能及的事,如老人某道菜烧得味道特别好,照护者把菜买回来后请老人来做,品尝时大家都要对这道菜进行表扬,这样老人会觉得自己还是有用之人,会对自己充满信心。

4.对老人不能做的事情应及时提供帮助,不要勉强其做能力达不到的事情,否则会加重其心理压力和困惑,容易诱发精神行为症状。例如,某位老人退休前是一位财务人员,以前计算能力特别强,但现在计算能力大大不如以前了,其儿女为了锻炼父亲的计算能力,每天出50道计算题让父亲来完成。这件事引起了其父亲情绪改变,老父亲一看到这些数学题就显得特别紧张焦虑,既担心做题的准确率,又担心会被儿女责备。

5.照护者可以陪同老人到社区老年活动中心、公园等处去散散心,结交朋友,让老人有更多时间与其他老人进行沟通交流,让其不愉快情绪在交流中慢慢消除。

6.照护者可以安排些老人感兴趣的事情,如其喜欢听甬剧、越剧,可以放这些音乐来舒缓老人的情绪;如老人喜欢种菜、养花,在确保环境安全的情况下,让其适当劳动,使其感到生活的乐趣。

7.如老人焦虑抑郁情绪严重时,照护者一定要陪伴在其身边,经

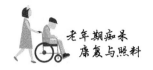
常整理老人物品，发现有不安全迹象，要立即清除，保管好危险品，确保居住环境安全，防止老人发生意外。必要时应送专业机构进行治疗。

第五节　痴呆老人出现错认怎么办？

案例

　　某天上午，老王早早起床，为正在医院接受老年期痴呆治疗的老伴准备其最喜欢吃的菜，红烧鱼和麻油鸡，大老远地赶到医院。老王刚一走进病房，老伴就笑容可掬地向周围人说："我爸爸来看我了。"吃饭时，其老伴又对护士说："我儿子今天给我送菜来了。"老王一脸无奈："唉，我照顾她这么多年了，连我都不认识了。"这是在老年病房常常见到的一幕。

一、错认的表现

　　早、中期痴呆老人可出现错认现象：错认自己、错认他人、把电视中的人或场景错认为现实（和电视对话，看到电视中的恐怖镜头会逃跑、躲避）；不认识自己在镜子中的影像（对着镜子讲话，如同与另一个人讲话）；晚期不能记住或辨认自己的家，以至于他们会试图离开居住的房屋"回家"去；在黄昏或夜里光线不足的时候，老人还会把物品（如衣柜、树木）当成某人，和其交谈。最为危险的是，有时他们会把窗户当成门而跳窗，导致意外事件的发生。2013年8月，网上曾报道过，一位76岁痴呆老人错把家里窗户当成门从13楼窗户翻下坠亡，家人悲痛不已，之前其家人也发现过一次，老人爬上南面的窗户，嚷着要"出门"，半边身子都已钻了出去，当时幸好及时发现被阻止。错认行为也是痴呆老人常见的行为之一。照护者应知道，"错认、误认"是痴呆老人定向障碍所导致的结果。

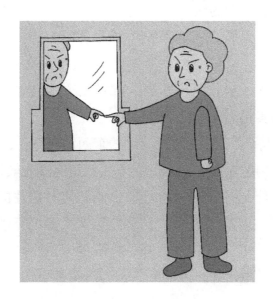

二、错认的照护方法

1. 痴呆老人居住的环境应安全，光线应充足，以免因光线昏暗引起老人将某一物体错看成是人而引起惊吓。

2. 当痴呆老人出现将老伴错认为父母或兄弟姐妹、儿女等人时，照护者不要责备或嘲笑老人，因为对老人来说他确确实实忘记了他是谁，应理解同情老人。

3. 当老人把电视中的人或场景错认为现实时，照护方法如下。

（1）不要让老人独自一人看电视，以防老人把看到的恐怖场面当成现实而引起紧张害怕情绪，导致意外事件的发生。

（2）照护者应陪同老人看电视，并随时观察老人的表情，如老

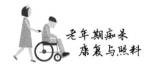

人表情出现异常时，照护者应及时予以安慰、调换频道、关掉电视机或陪同老人换个环境，以消除其紧张的情绪，因为老人分辨不出电视节目和现实生活的区别。

4.当老人不认识自己在镜子中的影像时，照护者可以采用如下方法照护。

（1）如老人一般状况还好的，可将其带到镜子前，耐心做出解释，指出镜中人确实是老人自己。

（2）可以将镜子或有镜面效果的东西用布遮住，不让老人看见，家中或养老机构的墙面和地面尽量不要使用有反光效果的。

5.对于不能记住或辨认自己家，试图离开居住的房屋"回家"去的老人，照护者应加强看护，不能让老人单独行动，以避免老人走失。因此，可以让老人佩戴统一标志的"黄手环"或身上带有照护者姓名、联系电话和住址的纸条，为寻找提供帮助。

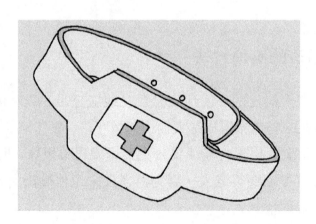

6.对曾发生过把窗户当成门向外爬等危险行为的老人，照护者一定要加强安全管理，窗户安装限位器，24小时有人看护，以防类似情况再次发生而酿成悲剧。

第六节　痴呆老人出现喜怒无常和攻击行为怎么办?

　　林爷爷,81岁,2011年开始出现健忘,表现为经常重复已经说过多次的事情、忘记是否吃过饭或药、记不起刚接过电话里说的事情。不爱与人交流,行动迟缓,确诊为老年期痴呆,一直吃着促智药。但是,近来病情开始加重,表现为忽喜忽怒,有时清醒有时糊涂,想一出是一出。有时会突然一把鼻涕一把泪;有时会突然坐在床上小便,最近有好几次,竟站在床边对着衣柜小便。有时出门逛街,买四五块钱的小菜,给小贩100元就走;有时则表现特别开心,哼哼小曲。对家人的态度也晴雨无常,莫名暴躁,不听任何人劝说,不跟任何人讲理,并且不承认自己态度不好,轻则动口,重则动手;有时候整晚不睡,骂骂咧咧,影响邻里休息,搞得家人疲惫不堪。

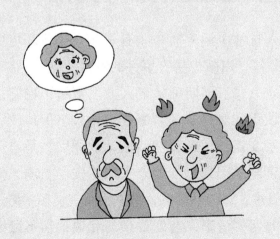

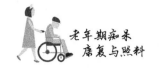

一、喜怒无常和攻击行为的表现

痴呆老人存在不同程度的情感障碍，开始表现为脆弱与不稳定，经常因微不足道的琐事而伤心流泪，无限伤感，常认为自己年龄大了，各方面能力都不如从前了，家人对他们也越来越不重视了；或者兴奋、激动得难以克制。继之，则常常会因琐事（如老人不愿意洗澡）、沟通不良或因老人记忆力不好找不到东西而大发雷霆，怒不可遏，骂这骂那的，还会出现动手打人、敲东西、踢门等冲动行为；或因一点委屈而号啕大哭，捶胸顿足；也可能因一件高兴的小事而手舞足蹈，开心得不得了，这些都属于情感失控的表现。有的老人发怒是因为幻觉、妄想引起的，如其听到邻里一直在说他家人的坏话，不堪入耳的内容使老人忍无可忍，为澄清事实而和邻里发生争吵等行为。再如，有的老人怀疑其老伴对其不忠，与其他异性有不正当男女关系，为取得证据常跟踪老伴，有时对老伴进行逼问，一定要老伴承认，如不承认，就会出现打骂老伴的现象。

二、喜怒无常和攻击行为的照护方法

1. 痴呆老人日常生活应简单、有规律，居住环境应确保安全，危险物品要收藏好，以减少伤害事件的发生。

2. 注意沟通方式。早期痴呆老人虽然情绪不稳定，但还保持着对自身疾病的认识和对是非的判断能力，人格保持较完整，照护者应多与老人接触交谈，了解其情绪波动的原因，是心理的，还是生理的，消除有害刺激因素，帮助老人从不安、烦闷、抑郁等各种不良情绪中摆脱出来；对性格暴躁、喜怒无常者，照护者与之交流时，声音要轻柔，吐字要清晰，态度要亲切和蔼，切不可大声叫喊，非礼不恭。

3. 当痴呆老人打骂攻击他人时，照护者应保持冷静，不要表露出害怕及惊慌，要理解老人这一切行为都是疾病所致。照护者不要责怪老人，首先要做的是降低其攻击的危险性，防止老人自伤或跌伤，以尊重、关心、同情的态度对待老人，让老人感受到你并没有敌意。

4. 尝试利用老人感兴趣的活动转移其注意力。当老人因幻听与邻里吵架时，照护者可以陪同老人到其好朋友处或子女家等走走，或陪同老人下下棋、玩玩牌等，或陪老人到安静的地方坐坐，倾听老人的困惑，以此来转移其对幻听的注意力，稳定其情绪。

5. 对于不愿意洗澡等琐事引起老人发怒的，照护者应安慰老人："对不起，让您生气了，要不我们等一会儿再做好吗？"目的是先让老人平静下来。

6. 当老人情绪不好的时候，照护者千万不要吓唬老人。

7. 寻找触发老人发生攻击行为的原因，并给予适当的照护。有的老人在独处时容易大喊大叫或摔东西，照护者应多陪伴他，不让他独处；有的老人在人多嘈杂的地方容易激动、骂人，照护者就要少带他去这些场所，尽量给予其安静的环境；有的老人容易在午后发生异常行为，照护者每天这个时候可以带他到户外散步；有的老人攻击是因为照护者没有与老人事先沟通交流引起的。例如，一位照护者在为痴呆奶奶洗澡脱其内衣时挨了该奶奶一个耳光，因为老人认为照护者侵犯了她的隐私。因此，对老人进行各项生活照护前应先与老人沟通，告知老人下一步要做的内容，以取得他们的配合，同时保证照护者自身的安全。

8. 如果老人经常喜怒无常并有攻击行为发生，建议寻求医生及专业人员帮助。

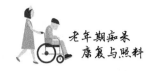

老年期痴呆
康复与照料

第七节　痴呆老人出现游荡行为怎么办？

案 例

　　张大爷，80岁，患有老年期痴呆已有3年，最近一段时间，总是在家里待不住，一早起来就逛菜市场，既不买菜也不买早餐，毫无目的地逛完菜市场又去逛超市及公园、马路等处，脚上磨出了血泡，他也不知道回家休息，有时候还找不到回家的路。有一天，张大爷早上出门后至中午还没到家，其儿子着急地四处寻找并报了警，大约在晚上7点一群众发现张大爷在某小区的一幢大楼角落。问他住在哪里，张大爷说不清家里的地址，故该群众报了警。警察通过对其手上佩戴的"黄手环"二维码信息扫描，马上联系到其家人，并将张大爷交给了他的家人。

一、游荡行为的表现

　　痴呆老人由于定向障碍、判断障碍或幻觉妄想支配而出现到处无目的行走，常常表现为出门后找不到自己家等现象。

　　走动的增多和缺乏方向性也是痴呆老人较为常见的表现，有些老人甚至没有一刻停歇的时间，只要在清醒状态下就一直不停地走来走去，似乎从来不知道疲倦，有的走到腰酸腿肿也毫不介意，这严重影响了老人的休息，同时也给家人带来了很大的困扰。有的老人外走有固定的路线，有的则无，大多数老人行走的路途不会太远，但有的老人可能在幻觉妄想支配下，长途跋涉走到外地。游荡的老

84

人常常不知道回家，有时几日甚至几个月出走不归。大家在报纸、电视中一定见到过某某老人患有老年期痴呆，几月几日从家里出走，至今未归的寻人启事。有游荡行为的老人还易发生跌倒、受伤等意外事件，如冬天在外易发生冻伤，夏天在外易发生中暑。

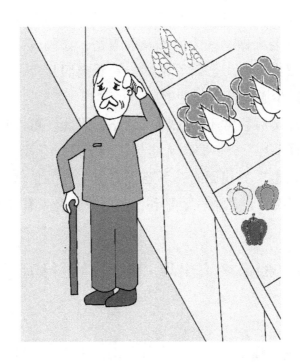

　　游荡行为是痴呆老人经常出现的较麻烦的行为问题之一，给家人和照护者带来很大负担，这也是老人最终到精神科就诊的常见原因。

二、游荡行为的照护方法

　　1. 不要让老人单独外出，外出时应有人陪伴，以免迷路、走失，同时应注意安全，行走时应有人扶持或关照，以防跌倒、摔伤。

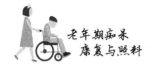
2. 为避免老人独自偷偷外出，可在外出必经的门上挂个风铃或感应门铃，以便照护者随时掌握老人的外出动向。

3. 照护者应经常与老人交谈，或者安排老人与他人一起交谈接触，以减少其游荡行为的发生。

4. 应结合老人的兴趣爱好及以往的经历鼓励老人多参加一些活动，或者安排老人做一些力所能及的事情，如画画图、做做简单家务（择菜、擦桌子等）、看看电视、看看老照片等，帮助其分散注意力，借此减少游荡行为的发生。

5. 老人外出后经常不认识回家的路，因此，可以让老人佩戴统一标志的"黄手环"，一旦老人走失，便于及时寻找。

6. 当老人走失被找回时，不要表露出生气的情绪，责骂老人。应给予适当安抚，说话语气要平和，还要查看老人有没有受伤。

第八节　痴呆老人出现"捡破烂"行为怎么办？

案例

　　张老师，81岁，原来是个特别爱清洁的人，家里和办公室内物品总是摆放得整整齐齐。但近两年，张老师不知道怎么喜欢上了捡外面的废品，她并不是为了捡垃圾卖钱，而是将那些罐罐瓶瓶、旧报纸、硬板纸、塑料袋、用过的一次性打包盒等垃圾堆积在家里，越堆越多，搞得家里乱七八糟，夏天还发出难闻的气味。其女儿回家见状，就将张老师收藏的东西扔掉，张老师因此大骂其女儿是个不孝之女，非要女儿将扔掉的物品重新捡回来。女儿也觉得挺委屈，同好朋友在说此事时，朋友说："我家隔壁那位老太太表现同你母亲十分相似，这位老太太医生诊断为老年期痴呆，不知你母亲是否也有此方面的问题？"张老师女儿似信非信，将母亲带到精神病医院就诊，经检查，医生确诊其母亲也是老年期痴呆患者。

一、"捡破烂"的表现

早、中期痴呆老人由于认知障碍、辨别能力差，常爱将废纸、脏塑料袋、塑料瓶、旧报纸等破烂收藏在家中，他们并不是因为攒钱而去捡这些破烂。

有的痴呆老人喜欢见到什么就收藏什么，无论是不是自己的，是不是有用的，都收藏或堆积起来，但实际上自己也不知道为什么要这么做。这是痴呆老人常见的一种异常行为。有的痴呆老人会从早到晚不停地捡那些在周围人眼里觉得没有价值的东西，但老人常常不管三七二十一，凡是路上扔的物品都当成"宝贝"，一定要把它捡回家，故导致家里这些"宝贝"越堆越多。如果家人将这些东西扔掉，老人会生气，甚至发脾气。

二、"捡破烂"行为的照护方法

1. 老人"捡破烂"的行为多数会引起照护者的困扰和反感，但需要照护者多多体谅和包容，并以同理心看待老人。尊重他们，主动接纳老人怀旧的思想，不要指责、嘲笑他们。

2. 不要在老人眼前将他捡回家的东西扔掉，这样会引起老人大发脾气，要趁老人不在家的时候，偷偷将垃圾一点点地扔掉，老人基本上也不会察觉到。或表面上向老人保证帮其放到更安全的地方

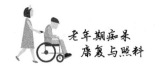

去保管起来，暗地里偷偷扔掉就可以，他们记忆力差，对被扔掉的破烂往往也很难回忆起来。

3.照护者陪同老人外出途中，可以反复告诉老人哪些是垃圾，哪些是好东西，老人欲"捡破烂"的话，家属可以耐心劝导、说服，及时制止并纠正"捡破烂"等异常行为。

4.经过劝说仍然不能改正的，应加以看护，尽量不要让其单独外出。

5.鼓励老人参加一些娱乐活动，如陪同老人听听喜欢的音乐（甬剧、越剧、京剧等）、做做操、看看电视等活动，以转移老人对那些破烂的注意力。

6.尽量给老人穿没有口袋的衣服，让其身上无处存放杂物。

7.注意老人的个人卫生，督促其洗手，加强病情观察，发现皮肤感染要及时就医。

第六章

他的心理调护

第一节 老年人心理健康的标准

良好的心理素质有益于增强体质，提高抗病能力。老年人怎样的心理状态才算是健康呢？心理学家马斯洛和米特尔曼提出的心理健康的 10 条标准被公认为是"最经典的标准"。

1.充分的安全感 安全感需要多层次的环境条件，如社会环境、自然环境、工作环境、家庭环境等，其中，家庭环境对安全感的影响最为重要。家是温馨的港湾，有家才会有安全感。

2.充分了解自己 是指能够客观分析自己的能力，并做出恰如其分的判断。对自己的能力能否做出客观正确的判断，对自身的情绪有很大的影响。如过高地估计自己的能力，勉强去做超出自己能力范围的事情，常常会得不到想象中的预期结果，而使自己的精神遭受失败的打击；如过低地估计自己的能力，自我评价过低，缺乏自信心，常常会产生抑郁情绪。

3.制定生活目标 要根据自己的经济实力、家庭及相应的社会环境来制定生活目标。生活目标的制定既要符合实际，又要留有余

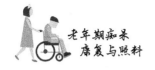

地，不要超出自己及家庭经济能力的范围。道家的创始人老子曰："乐莫大于无忧，富莫大于知足。"

4. 保持与外界接触 保持与外界的良好接触，既可以丰富自己的精神生活，又可以及时调整自己的行为。与外界环境保持接触包括3个方面：与自然、社会和人的接触。老年人退休在家，有充裕的空闲时间，有时常为一些小事而产生焦虑或抑郁情绪。如今的老年活动中心及老年大学为老年人与外界环境接触提供了条件。

5. 保持个性完整 个性中的能力、兴趣、性格与气质等各个心理特征必须和谐而统一，生活中才能体验出幸福感和满足感。例如，一个人的能力很强，但对其所从事的工作无兴趣，也不适合他的性格，所以，他未必能够体验到成功感和满足感。相反，如果他对自己的工作感兴趣，但能力很差，力不从心，也会感到很烦恼。

6. 具备学习能力 在现代社会中，为了适应新的生活方式，就必须不断学习。比如，不学习电脑就体会不到上网的乐趣；不学习健康新观念就会使生活仍停留在吃饱穿暖的水平上。学习可以锻炼老年人的记忆和思维能力，有利于预防脑功能减退和老年期痴呆的发生。

7. 保持良好人际关系 人际关系的形成包括认知、情感、行为3个方面的心理因素。情感方面的联系是人际关系的主要特征。在人际关系中，有正性积极的关系，也有负性消极的关系，而人际关系的协调与否，对人的心理健康有很大的影响。

8. 学会情绪管理 对不愉快的情绪必须给予释放或宣泄，但不能发泄过分，否则，既影响自己的生活，又加剧了人际矛盾。另外，客观事物不是决定情绪的主要因素，情绪是通过人们对事物的评价而产生的，不同的评价结果引起不同的情绪反应。

案 例

王奶奶，62岁，退休在家，几乎天天都在发愁，担心其两个儿子的收入问题。其大儿子是晒盐的，小儿子是卖伞的。王奶奶雨天总为大儿子晒不了盐而发愁，晴天为小儿子卖不出雨伞而担忧。所以情绪一天不如一天，严重影响了其睡眠和生活质量。其两位儿子见妈妈这个情况，陪她到医院就诊，心理医生听完儿子对其母亲情况的介绍后，确认王奶奶是认知出现了问题，就对王奶奶说："您真有福气，晴天您的大儿子能赚钱，雨天您的小儿子能赚钱，不管晴天雨天你们家都有好收入。"王奶奶经心理医生这么一开导，想想蛮有道理的，情绪一天天好转。

9.发挥自己的才能 一个人的才能与兴趣爱好应该对自己有利，对家庭有利，对社会有利。否则，只顾发挥自己的才能和兴趣而损害了他人或团体的利益，就会引起人际纠纷，增添不必要的烦恼。

10.满足自我需求 当个人的需求能够得到满足时，就会产生愉快感和幸福感。但人的需求往往是无止境的，在法律与道德的规范下，满足个人适当的需求为最佳的选择。例如，对自己的经济收入、生活水平等期望值不要定得太高，应结合自己的实际情况制定目标。

第二节　老年人心理衰老的表现

人类的心理衰老通常表现在记忆、注意、思维、情感和意志行为等方面的改变。具体表现如下。

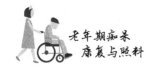

一、记忆改变

不少老年人都时常为自己的记忆力不好而深感苦恼，例如，出门忘记带钥匙，炒菜忘了放盐，刚才介绍过的客人，转眼便叫不出客人的名字，一会儿找不到手表，一会儿找不到眼镜。老年人记忆力减退的特点是对新近接触的事物忘得很快，而对往事却记忆犹新。记忆力减退是大脑细胞衰老、退变的常见现象，过于严重则可能是老年期痴呆的一种表现。

二、思维改变

有些老人常常沉湎于对往事的回忆之中，对需要付出较多脑力工作常常感到力不从心。存有自卑、敏感心理，表现为心胸狭隘，嫉妒心强，常出现被窃妄想（与近记忆减退有关）、被害妄想。他们常因小事而与人争吵不休，或因自己看不惯的人和事而耿耿于怀。学习新事物感到吃力，甚至害怕学习新事物、新知识。

三、性格改变

老年人以固执、刻板、小心谨慎、爱唠叨、自我为中心等性格为多见。

1.老年人做事常常重视准确性超过重视速度。他们宁愿干得慢些，也要少犯错误。比如，在心理学实验中要求受试者对不同颜色的灯光做不同的按压反应，要接得既快速又准确。在这种情况下，老年人的速度明显慢于年轻人，而错误比年轻人要少。

2.老年人在回答问题时，往往是认为没有把握的就不回答，而不是努力去想去猜。

3. 老年人做事喜欢稳扎稳打，不愿冒险。如果在或者是收益较丰厚但风险较大，或者是收益较少但稳妥可靠两种情况下做出选择时，老人往往选择后者。

4. 老年人唠叨起来没完没了，常不厌其烦地向别人提起自己的往事，不太会顾及人家是不是愿听。常常曲解别人的好心劝告，难以听进去别人的意见和建议。

四、情绪改变

有些老人经常有莫名其妙的焦虑感，变得多疑、固执，甚至不近人情。有时则表现为恐惧，特别害怕有突发的灾难会降临到自己身上，尤其是对于自己患有的疾病格外担忧，常将普通疾病疑为不治之症等。有的老人对发生在自己身边的事表现为视而不见，反应冷淡，而有的老人遇到困难时，则表现为不像以前那样镇定自若，有时情绪反应特别强烈，难以抑制。有的老人还会在共庆全家团聚时，忽然伤心落泪。看不惯年轻人的言谈与行为，别人认为很平常的事，他却在唉声叹气、怨天尤人，家人也难以摸透老人的脾气。

案例

　　72 岁的陈老先生最近总是感觉不舒服，胃口不佳，晚上躺在床上翻来覆去睡不着。去了好几家大医院，做了 CT 等多项检查，就是找不到病因。据其老伴回忆，可能是 3 个月之前，陈老先生在外地工作的儿子给他添了个孙子，本来这是件大好事，可老伴担心儿媳妇不会带孩子，一直在儿子那儿照顾小孙

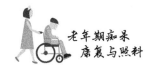
子。由于种种原因，陈老先生没能一起前往，3个月来，他越来越感到孤独，渐渐地身体上就出现了各种不舒服，情绪也越来越低落。

第三节　心理衰老与身体衰老的关系

衰老的不只是人的身体，人的心理也会出现不同程度的衰老。心理衰老是促进生理衰老的催化剂，生理衰老反过来又加重心理衰老。两者形成恶性因果关系。例如，一个有多病之躯的老人与一个同龄健康老人相比，往往显得更衰老，尤其在重病之后，不仅身体垮了下来，而且精神也一蹶不振，这样就加速了身体与心理的衰老。相反，久病缠身的人，一旦治愈，他的精神必将为之一振，消极情绪就会烟消云散，代之以兴奋喜悦的心情，还会促进身体早日康复。可以说，心理衰老才是真正的衰老。据统计，心理衰老的人群中，离退休人员占70%～75%，主要原因在于不少老年人不能适应离退休后的变化而突然变得消沉，有的人精神甚至一落千丈，好像变了一个人，甚至有的人还会产生被社会抛弃的想法。这种严重的失落感很容易造成心理衰老，紧跟着就是生理衰老，演变成所谓的"离退休综合征"，严重的可能发展为老年期痴呆。

案例

李大伯，65岁，5年前退休在家，和老伴两人形影不离。周末儿孙来看望两位老人，其日子过得也很幸福。1年前老伴突然因病离开了他，对于这突然发生的事情，李大伯刚开始很难接受，随后开始自责。总觉得自己以前没有照顾好老伴，才使她这么早走了。接下来的日子李大伯表现为整天待在家里，心情低落，总是唉声叹气。后来其儿子发现父亲不单是情绪低、反应慢了，记忆力也下降了。时常记不住刚刚发生的事情，有时把日子都会记错，有时聊天突然就想不起以前某个同事的名字。只有当孙子来看他时，李大伯脸上才有点笑容。大家认为李大伯的情况可能与其老伴去世有关，过一段时间就会好的。但不幸的是，李大伯的记忆力越来越不好了，出错也越来越多了。有一次，李大伯出去买菜回来才发现自己走的时候忘了关水龙头，导致家里的地面上都是水，木地板也被浸湿了。李大伯更是自责、不安，认为自己没有用了，做不了事情了，变得更抑郁了。每次用水后，总担心自己水龙头没有关好，故需要检查几遍。又害怕自己记忆力差，记不住事情，还会出什么错。在家里走来走去，坐立不安，心烦，容易发脾气。儿子看到父亲这个样子，很担心，就带他去医院，医生给李大伯配了抗抑郁、焦虑的药物，服用1个多月后，病情明显好转。但是，让李大伯儿子担心的是，父亲的记忆力仍然很差。于是又带父亲去医院，医生诊断李大伯得了老年期痴呆，处于早期。

从上述案例中可以看到，李大伯最开始的情绪问题与老伴去世有关，接着他出现了记忆力下降，这又加重了他的抑郁情绪。抑郁情绪经过治疗有所好转后，他的记忆力却没有随之好转。

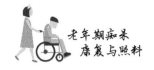

第四节　老年人的心理需求

心理健康是生理－心理－社会医学模式下健康概念的重要组成部分，也是老年人生活质量评价和健康测量中不可缺少的内容之一。那么，老年人心理健康有哪些需求呢？

1. 自主的需求　老年人大都沉着稳重，老练大方，阅历丰富，处世有方，因此，干什么事都希望有自己的主张，这种心理上的自信和自主，是老年人的自主需求。老年人原来多为一家之主，掌握家中的支配权。但由于年老后社会经济地位的变化，老年人的家庭地位、支配权都可能受到影响，这也可能造成老年人的苦恼。

2. 交往的需求　"有朋自远方来，不亦乐乎"，老年人特别需要思想感情上的互助和交流，通过交流，能满足个人认识的发展和新信息的交流。老年人应和新、老朋友保持经常的联系，如为了排解生活中的寂寞，老人可以去找朋友聊天；为切磋某方面的技艺，老人可以与有共同爱好的人进行交流。一个有众多知心朋友的老年人，比待在家里不与他人交流的老人更有利于身心健康，欢度晚年。

3. 求助的需求　"天意怜幽草，人间重晚情。"老年人由于身体衰老和健康状况等原因，生活自理能力有不同程度的降低，而产生求助的愿望。如果老年人在有病的时候，晚辈能自觉帮助他们完成日常生活无法独立完成的活动，则会使老年人感到心情舒畅，获得心理安慰。另外，老年人对社会、对群体的依赖也是一种求助心理。

4. 恭敬的需求　"尊老敬老传佳话，传统美德人弘扬。"老年人希望得到自己原来的下级、现在的领导、晚辈甚至陌生人的尊敬。老年人得到别人的恭敬后，必会增添老年人对生活的情趣，如老年人在坚持学美术、烘焙、书法、养花、钓鱼等一切活动，并取得进步时，特别希望得到晚辈的肯定、鼓励和恭敬。

5. 依存的需求　是老年人希望互相间保持思想上的沟通和增进感情上联系的一种心理需求。老年人对家庭有一种较强烈的依存心理，他们虽然物质生活比较丰富，但仍期望得到家庭成员越来越多的关心、爱护、尊敬和信任。家人如果在日常生活中处处关心、体贴老人，家事能主动征求并尊重老人的意见，这对老年人的身心健康是非常有益的。老年人丧偶或离婚后独自生活，感到寂寞，子女照顾也非长久，别人都代替不了老伴的照顾，很希望找个能互相照顾的老伴，这需要子女的充分理解和积极支持。

6. 健康的需求　这是老年人希望在生理、心理、社会的有利因素作用下，达到健康的一种心理需求，这也是老人普遍存在的一种心理需求，人到老年，大多数老人常有恐老、怕病、惧死的心理，希望全社会对老年人的健康能有所保证。所有人都希望岁月不老，青春常驻。

第五节　影响老年人心理健康的因素

根据有关的调查显示，易情绪化的人衰老较快，所以为了健康，为了幸福的晚年生活，老年人还是要好好地控制自己的情绪。影响老年人心理健康的因素大致有 4 个方面。

一、生理病理改变

1. 生理改变　随着年龄的增长，老年人的生理会发生退行性变化，如牙齿的脱落、头发变白、视力和听力减退、记忆力下降、反

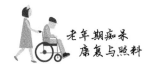

应迟钝、体力和运动能力下降等，这些正常的衰老变化使老年人难免有力不从心的感觉，并且带来一些身体的不适和痛苦，也会导致老年人的消极心理，加上周围人也把其当作"老人"来看待，更加重了这种心理。

2.病理改变　疾病不仅会损害老年人的生理健康，还会影响老年人的心理状态。例如，脑动脉硬化会使脑组织供血不足，功能减退，从而加重记忆力减退，晚期甚至会发生血管性痴呆等。

二、家庭环境影响

家庭是人类生活的最基本单位。老年人离退休后，从社会转向家庭，家庭便成为老年人精神和物质的依托。因此，家庭对老年人的身心健康具有重大影响。然而许多老年人由于丧偶、独居、夫妻争吵、亲友亡故、突发事件、儿女问题等事件，不仅造成生活上的诸多不便，而且也产生了许多心理问题，最终直接或间接影响老年人身心健康。比如，一个平日完全依赖妻子料理日常生活的男性，丧妻后会倍感凄凉和不适应，无法面对生活；因意外事件突然丧偶而产生的心理打击，比因配偶长期生病而病故所产生的打击要强烈；还有的老人对儿女的期望值一直较高，儿女们确实也非常优秀，一旦有一件事没有达到老人的期望值，老人就会纠缠此事，很难从中走出来，较大程度影响其情绪。

三、社会角色改变

老人因离退休从紧张而有规律的工作状态变为自由的赋闲状态，即从职业角色转入闲暇角色，人际交往的范围大大缩小，来自单位同事、上下级之间的关心和帮助也随之减少，同时也因身体或疾病原因而远离社会，容易使老年人心理变得不稳定。例如，有的老人原来在单位担任一定的职务，每天都有人向他早请示晚汇报，退休后身边突然没有了这些人群，听不到他们的声音，办事也不像在位时那样顺利了，使这些老年人有"人走茶凉"的感觉，面对家里每天的平淡生活，很容易产生失落、空虚和自卑情绪。

四、现代文化影响

由于老年人喜欢生活在传统的社会文化背景中，思维观念比年轻人较为保守，对现代影视、网络等媒体弥漫到社会生活中的现象不适应，受到了较大的冲击。有的对社会经济发展的不平衡也会产生担忧，对社会现象表示焦虑、抱怨甚至愤怒，缺少对生活的理解。

此外，过度疲劳、营养缺乏、经济欠佳、孤独空虚等都会引起情绪改变，对老年人的心理健康也有一定的影响。因此，充分消除有害的心理因素，培养积极的情绪是实现健康老龄化的重要途径之一。

第六节　老年人常见的心理问题

人到了60岁以上，就是我们通常所说的老年期，此时，不仅身体功能逐年老化，还会出现如下心理变化，必须引起关注。

1.失落心理　老年人离开曾经的领导岗位和工作岗位后，赋闲在家，终日无所事事。少了昔日的"前呼后拥"，说话少了分量，办事多了难度，从而孤寂凄凉之情油然而生，产生了"无可奈何花落去"的失落感。往往伴有自卑心理，表现为发牢骚、埋怨，指责儿女或过去的下属等。

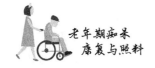

案例

张奶奶，63岁，原是一位处级干部，退休在家，2年前丧偶，2个子女已长大成人，自立门户，都定居国外。老人刚刚退休那一阵子还逢人便讲以前的辉煌历史，久而久之，周围的人对她所讲的东西也不再感兴趣了，于是她与别人的沟通也渐渐地减少了。开始觉得失落，情绪消沉，郁郁寡欢，出现了失眠、不思饮食等症状，有时整天一个人坐在那里发呆，不说一句话。

2. 怀旧心理 "老人爱想过去，年轻人爱想未来。"怀旧心理是老年人的普遍心理。喜欢追忆过去的美好时光，留恋家里的旧物件，爱拿过去和现在比较，而且大多数情况是拿过去的好和今天的不足比，因此，越比对往昔怀恋之情越重，甚至对今天的一切都看不惯，过多地沉湎于对往事的回忆，失落感越发加重，天长日久，性格也会变得孤僻。而且难以理解年轻人的价值观、消费观，再加上老年人爱唠叨过去的事情，使得年轻人不免对老人产生厌烦情绪。

3. 多疑消极心理 有的老人身体不好易得病，这使不少老人认为自己已经进入"风烛残年""半截身子入黄土"的年龄，为此缺乏积极乐观的情绪。晚辈们都忙于工作或小家庭，老人难以获得父母对子女那般的精心照护，使多病的身体和不良的情绪互为影响，加重了身心的不适。有时老人由于身体的原因，自我控制力较差，遇事爱急躁，易动肝火；再加上听力下降，常出现听错别人意思的时候，因此容易产生多疑，影响心态平衡。

4. 牵挂心理 老年人总对子女过分牵挂，不放心。总想让子女按自己的要求去做，这很容易形成老人和子女的对立情绪。

张爷爷，62岁，以前是一家公司的高层领导，平时工作较忙，家里的事基本上由其老伴操心，但退休后这一切发生了改变。儿女们觉得父亲工作了一辈子，这下可以享受一下天伦之乐了。但让他们没想到的是，退休后的父亲像变了一个人。张爷爷天天打电话问儿子吃饭、休息的情况，对孙子的学习情况也要全面掌握。时间一长，全家人都开始不耐烦。张爷爷心里也十分纳闷，难道我关心他们还有错吗？

第七节　老年人保持心理健康的秘诀

谈到改善老年人心理，就免不了老生常谈，老年人心理问题的改善离不开社会养老制度的改革，离不开子女的孝心，也离不开社会的共同关注。专家认为改善老人心理问题应加大关爱老人的宣传力度；呼吁社会各界的关注；推广可以改善老年人心理的方法。具体方法如下。

一、寻找精神寄托

老年人退休后应重新安排生活，寻找精神寄托。老年人要培养自己的学习兴趣，扩大社会交往，通过学习和交流减少怕孤独和衰老的想法，使自己不再封闭，积极融入集体之中，多结识一些朋友，若遇到一些不愉快的事，可以找朋友倾诉，使情绪得以发泄，恢复内心的平静，并在学习交流和众多的活动中，使老人的生活质量得

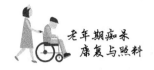

到提高，找到自己的价值和舞台，在享受快乐的同时也创造了快乐，达到减少失落、自卑和孤独心理的目的。

二、积极参加活动

1.鼓励老人参加各种休闲娱乐的活动　如旅游、听音乐、参加社区组织的各类活动等，自觉保持精神上的年轻、活泼，以利于消除孤独感。

2.多培养一些兴趣爱好　如养鸟、钓鱼、种花等项目，使生活丰富多彩，以积极的方式延缓自身的衰老进程。

3.从各种活动中不断学习并接受新事物、新信息，以缓解老人的怀旧心理。

三、共同关爱老人

精神关爱是老年人心理健康永葆青春的灵药。人到老年会感到孤独，希望得到社会的关心、单位的照顾、子女的孝顺、朋友的交往、老伴的体贴。作为子女应经常陪伴父母，与他们保持交流，遇事与父母多商量，使他们感觉到自我价值的所在；还应尊重父母对自己生活方式的选择，只要对他们身体无害，他们愿做的事，就让他们去做，不要干涉，包括老人求偶需求，使他们不再感到孤独寂寞，让他们真正感到老有所依、老有所靠。

四、保持身体健康

人的心理健康，是以身体健康为基础的，老年人应客观地意识到岁月不饶人，要正确地对待身体的变化，要定期体检，发现疾病及早治疗。不要抱侥幸心理，麻痹大意，延误治疗；也不要被疾病吓倒，要坦然面对死亡，认为生老病死是自然规律，认真地过好每一天，健康的身体主要来自不断的健身运动。老年人最大的变化是从"多动"到"少动"，由于活动减少，不仅会加速机体衰老，同时也会导致心理衰老。因此，经常坚持健身运动，根据自己的兴趣、爱好、体质状况有选择性、有规律地进行运动，包括慢跑、打太极拳、散步等，这既是心理养生的重要内容，也是心理养生的有效手段。

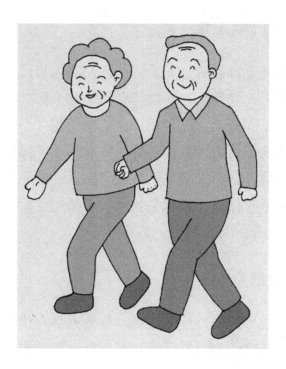

五、要有超脱精神

人生总有许多不如愿的事，尤其是当今社会风气的变化，看不惯的事情很多，对此应尽量超脱。社会自有它发展的必然趋势，眼

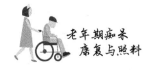

光放远些，心情自然会开朗起来。另外，要学会随和、豁达、开朗，遇事不强求。舒畅的心情既靠社会、家庭提供，也靠老人的自身调节。因此，老人应保持如下乐观心态。

1. 老人要承认自己已经老了，做事应量力而行，不要逞强，以免发生意外。

2. 在心理上不怕老，要不断激励自己，不断接受新事物，要对生活抱持乐观的态度，从心理上避免自我老化。

六、调节好期望值

要不断地调节自己的心理期望值，使其与自己的能力相适应。常言道"人比人，气死人"，要与自己的过去比，才能看到自己的进步，激励自己积极向上。俗话说："希望越大，失望就越大。"当自己的心理期望值大大高于自身条件和客观实际时，就会使心理压力增加。因此，每个人必须不断地调整自己的心理期望值，尤其是老年人，由于身体状况和社会角色在不断地变化，更需要及时调整自己的目标，做到随遇而安，知足常乐。

七、及时鼓励自己

要养成自我称赞与鼓励的习惯。每个人都有优秀的一面，当遇到挫折、出现悲观情绪时，要及时看到自己的优点和长处，反复暗示自己、鼓励自己，一定会战胜困难，渡过难关。

重视和理解老人的心理需求，解决老人的正常心理需求，对维持老人身心健康有很重要的意义。

第八节　保持老年人心理健康的"三大法宝"

家有一老如有一宝，老年人在一个家庭占据重要地位，但是人到老年，身体会出现越来越多的疾病，良好的心理状态对于健康非常重要，只有保持良好心态，才能达到延年益寿的目的。下面介绍保持老年人心理健康的"三大法宝"，希望大家重视。

一、会做三件事

1. 会关门　人一辈子有几天？有的人回答是"3 天"，即昨天、今天和明天。"3 天"中"今天最重要"。把每一个今天过好，首先是会关门，把通往昨天的后门和通往明天的前门都关紧了，人一下子就轻松了。

2. 会计算　一是要学会计算幸福；二是要学会计算自己做对的事情。

3. 会放弃　老人要学会放弃，牢记先舍后得，舍了才能得。

二、学说三句话

1. 算了　如家里进了小偷，偷走了贵重的物品，老人不要怨天尤人，影响自己的心情，要学会说"算了"。对于既成事实，最好的办法就是接受这个事实。

2. 不要紧　如儿女创业遇到了困境，老人们不要天天担心焦虑，坏了自己的情绪。不管发生什么事情，一定要学会说"不要紧"。

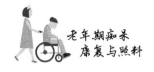

创业不是一件简单的事，遇到困难也是常见的事，作为老人要学会心胸豁达，有能力的话可以帮助儿女乐观处事。

3.会过去　有人说，今天再大的事，到了明天就是小事；今年再大的事，到了明年就是故事。我们最多也就是有故事的人。所以，人生就像蒲公英，看似自由，却身不由己。别烦恼，阳光总在风雨后，一切都会过去的，要学会说"会过去"。

三、学会三方法

1.三快乐法　就是助人为乐，知足常乐，自得其乐。

2.三不要法　一是不要拿别人的错误来惩罚自己；二是不要拿自己的错误来惩罚别人；三是不要拿自己的错误来惩罚自己。

3.年龄减法　假如您今年77岁了，当别人问您多大年纪时，您可以乐呵呵地说，我今年67岁，不要小看了这种方法，它有显著地使自己心态变得年轻和焕发青春活力的功效。

第九节　他的心理护理

面对痴呆老人，照护者应该有足够的耐心，理解他们的心理。那么，心理护理的方法有哪些？

1.除忧虑　痴呆早期是老人心理变化最复杂、问题最多的时期。他们常为自己的老糊涂、记忆力减退、严重失眠等身心不适而十分苦恼，甚至焦虑抑郁，失去生活信心，这时最需要心理疏导。早期的重点是消除他们的焦虑和抑郁。最好的办法是进行交流和沟通，鼓励老人把心中的苦闷讲出来，以便有针对性地进行疏导。

2.回忆往事　这是鼓励老人不断锻炼思维的最好办法。不过要尽量避免回忆伤心事。老人都有成就感，让他们多讲述那些"过五关、斩六将"的趣事，这样才能使他们的思维活跃，用乐观的情绪驱赶焦虑和抑郁。如果让其孤独自处，憋闷终日，那只能加速痴呆的发展。

3. 解疑心　"多疑"是老年期痴呆的通病，是痴呆最早、最多见的症状，应以实际的例子化解他们的怀疑心理。

4. 融入现实　人的思维跟不上时代，大脑没有新鲜刺激，更容易萎缩。这时，除了让老人适当看电视之外，在天气好的时候，应经常带他们出去转转，逛逛公园，游览市容，见见日新月异的变化，让老人和我们一样生活在现代化的现实生活中，使他们的头脑也随着时代的进步而前进。

5. 态度和蔼　家人说话要态度和蔼、亲切，仔细安排老人的生活作息时间，将家里的房间和厕所贴上标志，尽量使老人有一种安全感和家庭的温馨感。生活中尽量满足老人的合理要求，千万不要取笑愚弄老人，伤害他们的自尊心，应使他们在心理上得到宽慰。

第十节　与他的语言沟通

由于痴呆老人均有不同程度的语言障碍，交谈困难，所以如何与痴呆老人进行有效的沟通是照护者需要掌握的技能之一。我们可以先听听痴呆老人的心声。

案 例

　　澳大利亚有一位名叫克里斯蒂的老人，她在 46 岁的时候被确诊为老年期痴呆。她用写书的方式，记录着她独特的个人经历。对于家人和朋友如何与痴呆老人沟通，克里斯蒂说出了

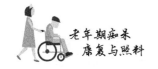

自己的心声。

请给我们说话的时间，等待我们在乱麻成堆的脑子里搜寻到自己想要使用的词汇。请尽量不要打断我们的话语，只要耐心倾听就可以，如果我们不知道自己说到哪里，请不要让我们觉得难堪。

请不要催促我们做什么，因为我们思考或说话不够快，没有办法让您知道我们是否同意，请尽量给我们做出回应的时间，这样才可以让您知道我们是否真正想做这件事。

如果您希望与我们交谈，请想出一些交谈的方法。不要问一些可能惊吓到我们或者让我们感觉不舒服的问题。

如果我们忘了最近发生的某件特别的事情，请不要以为我们没心没肺。只要给我们一点提示就好了，我们可能只是想不起来。

如果要和我们说话，请尽量避免背景噪声。如果电视机是开着的，请先把电视机关掉。

您也许能帮助我们回想起刚发生的事儿，也许不能，请别为难您自己。如果我们脑子里彻底没有这件事儿，那我们是真的没办法想起来了。

（引自：洪立、王华丽的《聪明的照护者——家庭痴呆照护教练书》）

上面的案例告诉我们在进行语言沟通时应运用以下技巧。

1.要选择谈话的切入点　应从痴呆老人感兴趣的话题进行交谈，如谈谈老人的家乡、以前的工作经验，也可以聊聊对老人来说有意义的照片，以此勾起老人美好的回忆。

2.要使用合适的称呼　把每一次的见面都当作一个全新的开始，每次问候痴呆老人时都要用他们喜欢的"称呼"，每次交流时要进行自我介绍,以引起老人的注意。但不要期望他们能记住你刚才的谈话,请记住他们是活在当下的。

3. 注意语气、语调和语速　讲话的语气要温和、语速要慢,语句要简短、扼要,给痴呆老人充分的时间进行考虑。在交流中多用"谢谢您""麻烦您啦"等尊重的语言;少用"不可以""不能"等否定的语言;勿用与小孩的交流方式与痴呆老人进行交流,如"尿尿啦""喝水水"等孩子般语言,这会使老人感到不舒服。

4. 保持耐心　当痴呆老人一遍又一遍重复相同的问题时,请不要发火。那些让他们不断重复的东西可能恰恰反映了他们关注的特殊事物。那些重复的话语有可能成为你们相互交流的起点,如老人重复问:"我女儿来看过我吗?"你可以重复同样的语句告诉老人:"你女儿来看过你了。"你也可以从这句话开始与老人进行交流,如问:"你有几个小孩?"若痴呆老人听不懂你说的事时,可以重复 1～2 遍,也可以配合用图片、照片、非语言的沟通方式来表达。

5. 将动作步骤分解后教老人一步一步做　在日常照护中,请把动作分解成几个步骤,一次只给予老人一个口令或提示。例如,刷牙,告知老人准备茶杯;倒好水;拿起牙刷;将牙膏挤于牙刷上;把牙刷放进口里;开始刷牙。

6. 不与老人争论　当痴呆老人表达出不适宜信息,但他又很坚持时,千万不要争论或企图纠正。可针对老人的问题,给予适当的解释或安慰,并重视老人的反应和感受,亦可认同老人的看法或回避、转移老人的注意力。

7. 学会澄清　对于痴呆老人说的话不明白时,不要假装听懂,而按照自己的理解去做,这样反而会使老人失望。可以借用手势或其他语言沟通方法来弄明白老人的意图。

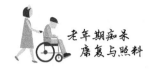
老年期痴呆
康复与照料

第十一节　与他的非语言沟通

非语言表达就是指人在交际中的身体姿势、目光、面部表情等，可加强并扩大语言信息，使语言表达更加丰富。

1. 目光交流　与痴呆老人保持一定的目光接触，可以显示你在倾听对方的话语，可以实施情感的交流。你的视线不要游走不定，让老人觉得你不关注他。

2. 面部表情　与老人进行沟通时，应注意脸部的表情，面带微笑，让老人产生愉快和安全感，进而拉近与老人的距离。

3. 适宜抚摸　抚摸是非语言交流的特殊形式，在不适合语言表示关切的情况下，可用轻轻的抚摸来代替，有时出于专业需要，对老人产生一种无声的安慰。当老人疼痛或情绪失控不稳定时，照护者可轻轻抚摸老人的手，或拍拍老人背部，以减轻老人的痛苦，消除其孤独感，同时让他感受到照护者的亲切。

4. 身体姿势　不要让痴呆老人抬起头或远距离跟你说话，那样老人会感觉你高高在上和难以亲近。应该近距离弯下腰与老人面对面交谈，这样老人才会觉得与你平等，觉得你重视他。

5. 学会倾听　老人一般都爱唠叨，一点点事可以说很久，你不要表现出任何的不耐烦，要耐心地去倾听老人的话。

6. 保持沉默　在与老人交谈中，并不一定要说出你的想法，适度地保持沉默也能达到有效沟通的目的，如表示理解的点点头或握握手。当老人讲完时，回答"是""我了解""还有呢"等，等待老人继续说下去。

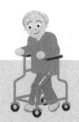

第四篇

关爱他

第七章

康复训练

痴呆老人虽然失去了许多记忆，但是累积的一些经验及能力尚未完全丧失，而且还保留着一些远期记忆。到目前为止，药物治疗仍无法控制痴呆老人认知功能的退化，有时还会产生药物不良反应，使老人的生活品质受到影响。康复训练的目的就是让他们保留现有的功能，最大限度地延缓他们的退化过程。

案 例

李大爷，62岁，自2年前从领导岗位退休后，就一直郁郁寡欢，愁眉不展。一开始家里人以为他是因为不适应退休后的生活，也就没往心里去。后来李大爷变得不愿意出门，常常待在家里，脾气也越来越差，有时芝麻绿豆大的事情也能冲着老伴和子女大发脾气，同时记忆力也越来越差，自己的东西随手一放，过一会儿就不记得了，有时还怀疑是被人偷走了。好几次出门甚至找不到回家的路，一直在小区内转悠。医生诊断李大爷患的就是我们常说的老年期痴呆。开始家里人不忍心让李大爷住院治疗，只在家服药治疗。在药物的控制下李大爷的脾气比以前好多了，不再动手打人，只是人变得更加木讷，不爱

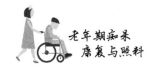

说话，也不怎么活动，日常生活自理能力也越来越差，子女觉得这样下去不行，就说服母亲将李大爷送医院治疗。一个月、两个月……渐渐地，家人发现李大爷在护士的提醒下能自己起床、穿衣服、洗脸、刷牙、吃饭，基本上能准确地找到自己的病房和厕所的位置，人也精神了许多，可以和家人聊天了。他们惊奇地跑去问医生到底用了什么灵丹妙药，得到的答案是药还是原来那几种，那为什么李大爷比之前好多了呢？经过医生的解释，家人了解到原来医院除了药物治疗还配合着进行了康复训练，虽然不能让他回到以前的状态，但是可以缓解病情，提高生活质量。

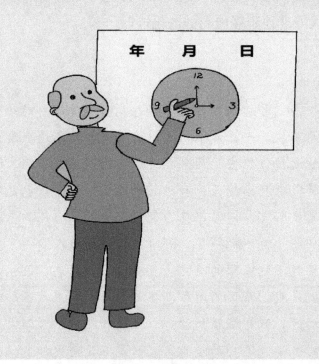

一、为何痴呆老人要参加康复训练?

康复训练对老年期痴呆的康复有不错的效果,患者都可以尝试一下,如果照护者在家里进行康复训练,最好在专业人士的指导下进行,以免老人产生挫折和焦虑心理,反而对病情不利。所以,在康复训练时不要把目标放在老人不会的能力上,而应要更多地发现他们还保留了一些什么功能,然后根据老人目前的状况,并结合过去的爱好,关注他们的需求,投其所好地开展一些康复训练活动。例如,有的老人以前是从事财务的,特别会打算盘,我们就可以让他经常拨拨算盘,一方面可以锻炼他的手眼协调能力,另一方面也可以训练他的计算能力,而且让他从中得到乐趣,恢复自信。康复训练治疗可以给老人提供正向的、刺激丰富的、支持的照护环境,可以维持老人最大的活动功能,减少行为问题的出现。长期合理规律的康复训练能帮助老人维持或改善现有的认知功能,稳定情绪,锻炼生活自理能力,从而有效延缓疾病的进展、提高生活质量。

二、康复训练的方法

康复训练包括音乐治疗、现实导向训练、怀旧治疗、感官治疗、生活自理能力训练等。

1.音乐治疗　痴呆老人除了记忆力减退、认知功能受损之外,还往往伴有猜疑、情绪波动、烦躁不安等精神症状,而音乐治疗通过音乐刺激老人感官从而起到增强其语言和记忆能力,促进互动和交流的作用,可以缓解焦虑状态,改善情绪。

(1)曲目的选择:包括中国经典民乐、儿歌、革命老歌、世界名曲、大自然音乐系列及放松音乐等。

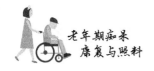

（2）具体曲目：如清晨振奋精神，先选择节奏舒缓、舒心理气的音乐，如蓝色多瑙河、致爱丽丝，再挑选节奏明快的音乐，如《甜蜜蜜》《喜洋洋》；午休前宜选用舒缓的音乐松弛神经和平静心情，如《二泉映月》《天空之城》等；下午选用欢快的音乐，如《打靶归来》《让我们荡起双桨》等；睡前可挑选催眠的音乐，如催眠曲、幻想曲等。

（3）播放时间：每次以 40～50 分钟为宜，午休和入睡时应停止背景音乐播放。

2. 现实导向训练　是一种训练老人认知和记忆力的技巧，目的是帮助他们重新学习周围的事物，改善他们响应和处理周围环境的技巧，让他们更容易处理日常生活中的各种活动，包括时间、地点、人物的定向训练。在时间训练中可以在小黑板上写明每天的年、月、日、季节，最近的节日等；在地点训练中包括居住地周围环境、居家环境、回家路线等；人物训练包括家人的名字、自己的名字等。

3. 怀旧治疗　痴呆老人受到认知功能减退的影响，生活在一个与他人逐渐疏离的世界，自我概念的完整备受威胁，而怀旧治疗则通过缅怀过去可以不断增强自我的概念，同时强化其远期记忆。

4. 感官治疗　感官治疗体系是指应用各项设备及策划一系列适合痴呆老人的活动程序，提升老人在接收感官刺激及做出反应行为的表现。活动设计应根据人的行为发展模式以感官（视、听、嗅、味、触及平衡）为基础，为老人提供一个体验多重感官刺激的环境。

5. 生活自理能力训练　训练内容包括两个方面：一是最基本的生活自理能力的训练，包括饮食、起居、二便，使老人能保持个人的卫生清洁；二是社交能力的训练，包括学会打招呼、正确称呼、正确表达躯体不适、提出生活需求、学会放松操等活动。

第一节　音乐使他安静

　　王阿姨，65岁，几年前因为孩子出车祸死亡，常常一个人在家看孩子照片，独自流泪，丈夫叫她去外面散步、旅游，都不愿意，之后逐渐发展为对任何事都不感兴趣，生活起居常常需要丈夫提醒。刚开始丈夫以为是因为儿子的事打击太大，一下子转不过弯来。后来发现她做事经常丢三落四，一说话就泪流满面，把自己的丈夫叫成"阿哥"，说的话都让人无法理解。其丈夫在家实在管不过来，便陪她到医院去检查，诊断为老年期痴呆。王阿姨住院后一直哭哭啼啼，丈夫不在找阿哥，在了又不愿意让他照护。经药物治疗后症状有所缓解，但仍有一说话就流泪的现象。记得有一天，让她一起参加了团体音乐治疗，当录音机响起《童年》那首歌时，王阿姨突然不哭了，眼睛发亮，说了一句口齿清楚的话"这是儿子唱的"。40分钟的音乐治疗结束，王阿姨安静地坐在那里，有时还能哼唱两句。

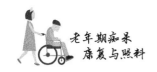
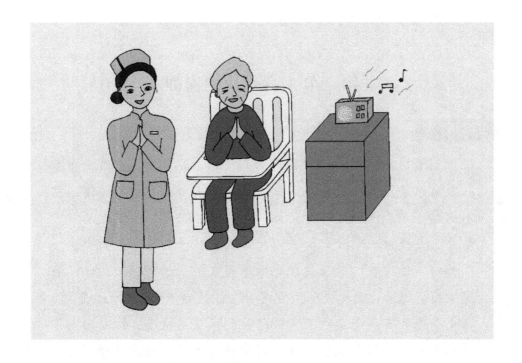

一、为什么说音乐能应用于老年期痴呆的照护？

我们每个人都可能有过这样的体会：当听到或唱起多年以前的歌曲时，就自然地想起了那个年代的很多往事，甚至一些似乎早已忘记的生活琐事会突然出现在脑海中，历历在目，让我们心潮澎湃，唏嘘不已。这就是很多人，特别是上了年纪的人钟爱老歌的原因。另外，当人们对一些文字内容的记忆感到比较困难的时候，如果为它谱上旋律成为一首歌，就变得非常容易记忆，而且很多年都不会忘记。例如，为古诗词和毛泽东诗词谱写的歌曲等。当年中国工农红军针对战士大多没有文化、记不住纪律条例的现象，谱写了《三大纪律八项注意》，从此战士们耳熟能详。音乐治疗就是利用这一特点，专门演唱或播放老年人年轻时代流行的歌曲，与老年人一起讨论那个年代所发生的事情和个人的经历，引起老人做出反应，放松情绪，改善老人的行为问题。可协助痴呆老人投入到活动中，与他人分享互动，以达到刺激、保持和改善长时记忆的目的。虽然老人的认知功能会随着疾病的进展越来越差，但是对音乐的接收能力却可能会持续存在，即便是疾病晚期仍保留了欣赏熟悉乐曲的能力，可以抒发情感，发出讯息。因此，即使痴呆老人已经失去语言沟通能力，音乐仍可在痴呆的治疗中发挥其独特的作用，如结合肢体运动、怀旧治疗、现实导向训练，可有效协助达到康复的目的。

二、音乐如何应用于痴呆老人？

痴呆老人刚开始发觉自己记忆力减退、生活中健忘会让他变得焦躁不安，那时可以播放轻柔的音乐舒缓心情。还可挑选其熟悉的歌曲，让他哼唱或搭配动作，促进其维持认知功能、手足协调功能及活动能力。随着疾病的发展，老人的表达能力、学习新事物及与外界环境互动的能力受限，老人可能会表现出恐惧、不安、不满等情绪，但是却无法适当地表达。与他人互动也越来越少，这时除放音乐舒缓情绪外，还可由照护者与老人自然地共舞，或用一些操作简单的敲打乐器，让老人跟着节奏自然融入音乐中，感受到欢快、愉悦的气氛。到疾病晚期，老人由于活动能力更差，有的会长时间卧床或坐在椅子上，很少能用语言表达需求，与他人互动也更加困难，基本上呈现被动状态，仿佛需要大量感官活动的婴儿期状况，因此，播放音乐或敲击简单乐器可提供欣赏和最基本的刺激，引起老人的注意或反应。

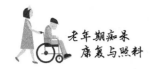

老年期痴呆
康复与照料

第二节　认识自己，让他找到回家的路

案例

　　张奶奶，85岁，患老年期痴呆已有10年了，虽然已到晚期，但是老人还存有语言功能，这取决于她有一个好女儿。老人有4个孩子，三儿一女，刚患痴呆的时候，原来由4个孩子每月轮流照顾，照顾的时候把老人接到自己家中居住。老人的女儿发现，第二次轮到她照顾时，虽然只过了4个月，但老人的病情进展很快，记忆力减退非常明显，已基本不认识家人，大小便也不能自理，这让她非常痛苦。为什么妈妈的病情会进展得这么快呢？在家里与兄弟讨论时她发现，因其兄弟工作很忙，经常加班，为防止老人走失，出去时就把老人锁在家里。这使老人非常焦虑，产生极度的不安全感。这也可能是老人疾病快速发展的原因。为了更好地照顾老人，其女儿辞掉了工作，搬到老人家里，和老人住在一起，这一住就是10年。在此期间张奶奶曾走失过2次，都是因为知道自己的名字，被好心人送到派出所，及时找到家人，才没有流离失所。

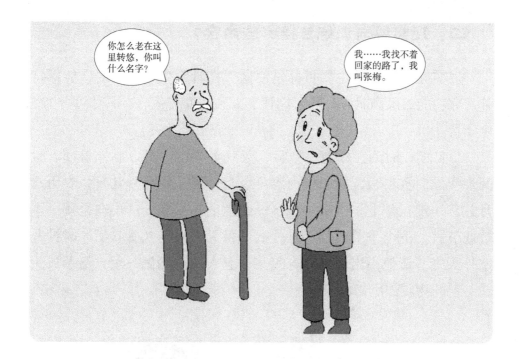

一、为什么老人啥都不记得，还能知道自己的名字呢？

这就是现实导向训练中的人物导向训练，因为老人已到痴呆晚期，在照顾过程中，女儿发现她已经不认识自己的家人、不认识路，怎么也教不会。但是对自己的名字非常敏感，一叫她的名字，她马上会回应，而且声音响亮，口齿清楚。女儿在专业人士的指导下，就着重训练她的名字，经常喊她的名字，并询问她叫什么名字，每天反复强化，这就是老人到了晚期还存有良好的自我定向能力的原因，也是老人走失能回到家的原因。在派出所里，警察一问名字，老人就口齿清楚地说出自己的名字。警察利用强大的计算机功能，寻找相同名字、差不多年龄的老人也没几个，逐个电话联系，很快就找到家人了。

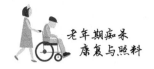

二、现实导向训练包括哪些内容？

现实导向训练的主要目标是使老人在日常生活活动时，能保持其残存功能的最高状态，尽可能让老人独立而有信心。具体可分为5个项目。

1.日期、时间、季节、节日、天气等导向　可以制作日期、时间现实导向资料板，导向板内容可以是公历几年几月几日，农历几月几日；现在是上午、中午、下午或晚上几点几分；现在是哪个季节或节日，下个季节或节日是什么。每天引导老人看日历、时钟及室外天气，请他说出上述内容答案，老人每正确做一项，给予口头或一定的物质鼓励。

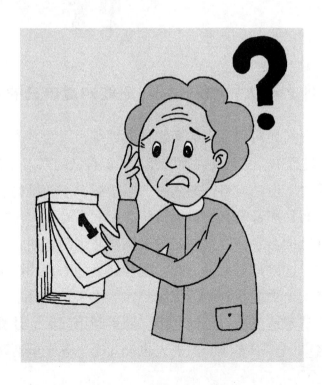

2.人物的导向　每天与老人有接触的人员，先向老人做自我介绍，让他们认识并熟识，反复告知有困难或者需要帮助时可以找谁等，并向老人介绍亲戚朋友邻居，引导其与人接触、交流及沟通，这项内容必须持之以恒，照护者要有足够的耐心，直到他们能正确认识所介绍的人物。

3.个人卫生或自我照顾导向　老人力所能及的事均要求他独立完成，包括洗脸、刷牙、如厕、洗澡、穿衣、进食、服药等，照护者可以从旁督促并指导，但不给予帮助，哪怕老人费时比较长，只要他能做到，均给予表扬鼓励，以增强老人的自信心。

4.与外界新闻、时事接触的导向　每天为老人读报，鼓励其看电视，照护者可以和他们一起观看，给予适当的讲解，看完后鼓励老人对自己感兴趣的新闻时事发言，提高他们对外界事物关注的兴趣，让其每天与现实接触。

5.周围环境、地点、方位的导向　照护者先引导老人熟悉现在所住的环境，特别是卫生间，告诉老人具体方向、从哪个门进入，当他们逐渐适应目前的室内环境以后，可以尝试带他们到周边的地方活动，也可以讲解家的方位与公交车站的方向，让他们对地点方位有正确的认知。

张奶奶就是自我导向能力训练中人物导向训练成功的最好个案。

第三节　过去的美好时光

案例

柴爷爷，75岁，退休前是一位高级会计师，6年前，家人发现他经常找不到东西，做事丢三落四，脾气变得很大。当时

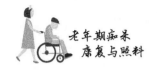
家人未引起重视，以为年纪大了记忆不好，有点固执很正常。没想到后来老人逐渐发展到反复去派出所报警，说家里遭小偷了，自己放的钱每天有人偷一点，晚上不肯睡觉，到处乱走，行为忙碌。家人带其到医院诊治，诊断为老年期痴呆，需要住院治疗。住院后仍表现出坐不住，行为忙碌，东摸摸西摸摸，反复做同样的事。为了转移其注意力，让柴爷爷参与了怀旧治疗，怀旧的主题是"记忆中的宁波特产"。随着音乐走近宁波特产，说起宁波特产，老人如数家珍，宁波汤圆，奉化水蜜桃，还说起百年老店"缸鸭狗"，并回忆起年轻时和妻子、儿女一起去"缸鸭狗"吃小吃的情境。40分钟的时光，老人满面笑容，判若两人，仿佛又回到了过去的美好时光。

一、怀旧治疗为何能帮助老人找到自我？

老年期痴呆最重要的表现是记忆力减退，特别是近期记忆减退，加上判断力、理解力、语言和思维能力的减退，老人会逐渐与现实脱节，以致不能理解周围发生的一切。怀旧治疗就是利用老人残存的过去的记忆，把老人年轻时所熟悉的物品放置在老人的房间里，让他们回忆起一些以前的人和事，并鼓励老人与他人沟通和分享，让老人重拾自我。

曾看过一篇报道，在台湾的"荣民"之家，有许多已经患老年期痴呆的老人，痴呆导致他们的各项功能退化，很多老人都有忧郁、焦虑情绪，常为琐事争执，甚至存在随地小便、三更半夜不睡觉到处逛等问题。不了解的人以为他们是恶搞，其实是老人无法认知现代厕所的样子，憋急了只好到处乱小便，这让"荣民"之家的工作人员很困扰。后来，"荣民总医院"精神科医生用"怀旧治疗"解决了这些问题。将痴呆专区的厕所门面改成像以前军队里的双开式木制推门，他们又想了一个办法，在痴呆老荣民原本习惯乱小便的走道、洗手台等处竖立有纪念意义的"小旗"，张贴与"小旗"相关的标语后，真的就没有人敢犯了。至于为琐事争执、不睡觉的毛病，医生们在交谊厅摆上了原台湾地区领导人的照片，借此提醒老人，为了表示尊敬，不可在此鼓噪或吵架。晚上就寝时间到了，就播放军中晚点名歌曲，他们听了果然都乖乖上床睡觉。这个方法才用了一个月，躁动与忧郁情绪就都有所改善。

二、怀旧治疗的执行

照护者可以通过特定主题（童年趣事、儿时的经典游戏、成长中的快乐时光、难忘的节日、我的工作经历、古今物品比较、分享老照片回忆往日时光、难忘的歌曲、难忘的影片、我的昔日好友、我最向往的地方等），布置怀旧场景，充分利用故人、旧时物品、老照片、老歌等可引发他们对过去的回忆，对他们进行回忆引导，耐心倾听长者的倾诉，分享回忆感受，通过帮助他们找回内心深处被遗忘的过去，让他们能够充分体会到自身的价值，重新对自身独特性进行评估，通过分享过去的愉快经历，找回快乐感和自尊心，重新建立自信心和成就感。

第四节　多重感官刺激对老年期痴呆的作用

感官是一个人有意义地生活、与外界保持互动的最基本功能，它包括视觉、听觉、嗅觉、触觉、味觉及动作上的一些刺激，如痛觉、

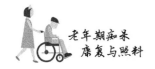

痒感等。老年人会随着身体老化感官不如从前，出现精神不集中、思考能力下降的现象，导致活动能力降低、动作缓慢迟钝、反应慢、不协调。痴呆老人因为认知功能受损，如理解能力差，在感觉的接收能力上更是比一般老年人差。

一、什么是感官治疗与多重感官刺激？

感官治疗就是为痴呆老人在活动过程中提供一些能控制的感觉刺激物，从而活化五感（视觉、听觉、嗅觉、味觉和触觉），使老人处于充满刺激而又平和的环境中，引发正向反应。此种疗法可应用于认知功能受损严重，或无法参加其他类型康复训练活动的痴呆老人。

多重感官刺激治疗可以使用星星灯提供不断变化的视觉刺激、令人愉悦的香气、柔和的音乐，可抚摸与感触各种有趣的材质制成的物品，如毛绒玩具等来增加感觉的刺激量。多重感官刺激通常是在经过特殊设计的房间中进行，根据老人的个体情况，设计不同的刺激，因此，在一次治疗过程中不一定会使用到所有的刺激。

二、常见应用于老年期痴呆的感官刺激有哪些？

1.嗅觉　强烈的味道最容易诱发过去鲜明的记忆，如芳香的青草味、食物的香味。可以根据老人以前的爱好给予不同的嗅觉刺激，如老人以前喜欢百合花，家里就可以放置此类鲜花，引起其注意，引发旧时记忆。

2.视觉　利用照片、影片、海报、书籍或鲜明的灯光等，均能引发老人回忆。特别是有场景的旧照片，更能引起老人共鸣，让他们重温过去。

3. 味觉　可以烹饪一些老人喜欢吃的菜肴或者小点心，让他们品尝到不同味道的食物或能引起他们回忆的小点心。

4. 听觉　可选择听音乐、新闻报道、广播来刺激老人的感官，注意环境要保持安静，不能有噪音。在音乐的选择上可选用一些老人年轻时候的老歌，或对他有不同意义的音乐，如老人以前是军人，可以让其多听一些军旅题材的歌曲，引发记忆。

5. 触觉　主要是肢体的碰触，可选择特征鲜明的刺激物，如摸上去有刺的、粗糙的、光滑的水果，还可以让老人触碰毛绒玩具等。

这些感官刺激都可以应用在平常的康复训练活动中，如运动时可提供音乐与触觉刺激，烹饪活动时可提供视觉（看颜色）、嗅觉（闻味道）、触觉（摸食物），还可应用于一些日常生活中，如进食时询问菜的味道，是何菜？但要特别注意的是感官刺激不能太多，要根据老人情况适量给予刺激，一般每次活动给予一两个刺激即可，以免老人出现烦躁不安、无法集中注意力等现象。

第五节　和他一起做力所能及的事

痴呆老人因智力的全面减退，严重影响其日常生活和社会适应能力，有的老人日常活动能力尤其低下甚至完全丧失，已成为家庭和社会的负担。照护者应根据老人病情的严重程度、年龄和一般身体条件等综合考虑，有针对性地选择并进行日常功能训练。首先应制订训练计划，由照护者实施。

训练时应根据老人的脾气、性格，因势利导，手把手地教。特别是对于智力衰退严重的老人，照护者应先做示范，陪着老人刷牙、

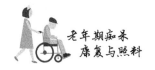
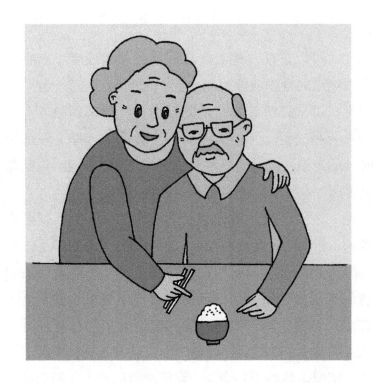

洗脸、拿筷子吃饭、穿衣脱衣、上厕所大小便等，遇到老人发脾气不肯做时，应摸索其规律，待其脾气过后，继续耐心指导，并且训练老人打招呼、正确称呼及学习对应激的反应，示范并指导放松操、大脑保健操等文体活动。当老人做得正确、做得好的时候给予表扬和物质奖励。

一、平时在家里如何进行生活能力训练？

1. 对生活尚能自理的老人，即使做得不规范，也要尽可能地让老人自己去做，让老人自己起居、穿衣、刷牙、洗脸等，切不可以单方面为了减轻老人的负担简单包办代替，这会使老人养成依赖的习惯，还会使他们感受不到生活的成就感，慢慢地就真的什么也不会做了。我们可以根据老人的习惯、爱好，鼓励老人做一些力所能及的简单事务，应提醒和督促他们主动完成日常事务劳动，也可与老人共同商量，制定有针对性的能促进日常生活功能的作业活动，如规定每天做饭、洗碗、扫地、拖地、洗衣服等家庭作业的时间。要尽可能帮助老人保持良好的日常生活和卫生习惯。

2. 到了中期，老人的病情急转直下，日常生活往往难以完全自理，凡是有能力独立完成的，要让其有充分的时间完成，不限定时间，少催促。对其失去的日常生活能力，可采用多次提醒、反复教、反复做等方法，日复一日地训练，直至学会为止。切不可看见老人吃饭很慢，饭洒在桌上、地上，吃到一半不知进食时，就给老人喂食，千万不要嫌老人吃得慢、弄得一塌糊涂，这样会加速痴呆的发展，应多次提醒老人继续进食。在老人意识到饭洒一地而不好意思时，跟他说没关系，慢慢来不着急。对穿衣困难，或把裤子当上衣穿的老人照护时，照护者可按穿衣的先后顺序放置衣服，反复告诉他衣服放置点，衣服放在上面，裤子放在下面；穿错时告知老人不要急，重穿没关系。照护时一定要有耐心，绝不能训斥和嘲笑，以免伤害老人的自尊心。

3. 晚期的时候老人吃饭、穿衣、走路和刷牙等日常生活能力严重受损，康复训练有一定的难度，需要长期反复训练，才能获得一定的效果。对日常基本生活能力尚有所保留并稍能合作的老人，应从基本的生活功能着手训练。

二、常用基本生活能力训练方法

1. 进食训练 可分为喂食、自己吃加喂食、自行进食 3 个步骤，在此过程中，应把每一步的具体动作进行分解训练，如先训练老人握勺动作，再训练将装饭的小勺送到嘴边，再训练勺子向嘴里送。

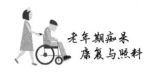

当用勺进食的几个步骤熟练后，再进行系统的练习，即握勺→到碗中舀饭→把装有饭的小勺送到口边→送到口中。

2.穿着训练 将步骤分解清晰地告诉老人，衣服按穿着的先后顺序叠放，先让老人的一只胳膊轻轻地抬起来，伸入袖子中，协助其将衣服向对侧稍稍拉平。让老人抬起另一只胳膊，使肘关节稍稍弯曲，将手伸向袖子中，并将手伸出来，再将衣服扣好就可以了。避免太多的纽扣，改用拉链或尼龙搭扣。穿套头衫时可指导老人提起领口，从头上套下，脱衣时顺序相反。裤子用弹性裤腰取代皮带，先提起裤腰，将一条腿伸进一侧裤腿中，再将另一条腿伸进另一侧裤腿中，提拉裤腰。穿鞋时选择不系鞋带的鞋子，如懒人鞋。

第六节 躯体康复——可以让他老得慢一点

一、开展躯体康复的意义

痴呆老人由于认知功能障碍和活动减少，慢慢地出现运动功能障碍，而运动减少或制动会造成运动耐力和体质的下降，最终继发性出现肌力下降、肌张力异常、运动协调性障碍、步行能力及日常生活能力衰退和丧失。只有通过康复训练，在增强体质的前提下，才能促进大脑功能的代偿能力，以延缓疾病进程，防止躯体并发症，避免智能及个性方面的进一步减退，降低致残率和致死率，从而提高患者的生活能力。

二、躯体康复的方法

1.运动疗法 主要目的是扩大关节活动度；增强肌肉的肌力和

活动耐力；提高平衡和协调性功能；提高日常生活活动能力。

2.作业疗法　包括功能性作业疗法和心理性作业疗法。帮助老人最大限度地改善与提高自理、工作及休闲娱乐等日常生活能力，提高生活质量，回归家庭与社会。

3.日常生活能力训练　对生活尚能自理的早期痴呆老人，通过选择性"家庭作业"疗法督促和提醒他们主动完成日常事务劳动。中期除采用上述家庭作业疗法外，还可通过训练来恢复其丧失的部分生活能力。晚期痴呆老人的日常生活能力受损严重，训练有一定的难度，应从基本的生活功能开始训练。

4.其他　包括有氧耐力训练、卧床期的被动训练、体育运动、太极拳、单侧健脑操、不对称运动游戏。

三、躯体康复需注意的事项

1.训练前应先进行身体检查，如有感染、心功能差、身体衰弱难以承受训练，剧烈疼痛运动后加重等情况存在时，不宜进行躯体康复。

2.训练要从小运动量开始，逐渐适应后再进一步按运动处方进行训练。运动量应适合老人的需要，一旦感觉不适，应停止训练，及时就医，正确调整运动量。

3.训练应持之以恒，参加有氧耐力训练需长期坚持才能见效。

4.安全第一原则，痴呆老人的运动一定要照护者在旁看护时才能进行，注意安全。

5.运动训练后不宜立即洗热水澡。

6.饭后及空腹时不宜做剧烈运动。

除上述以外，还要注意配合心理社会支持才能取得较好的效果。

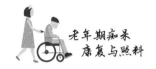

在进行康复训练的整个过程中，对老人采取友善的态度，语调温和，引导其配合训练。绝不能训斥，甚至嘲笑，以免伤害老人的自尊心和拒绝今后的训练。要随时观察老人的反应，依老人的兴致适当增减时间，多理解和鼓励老人，发现老人有一点点进步就及时给予肯定和鼓励，对其不足之处表示充分理解，使老人有信心参与训练。

四、躯体康复的执行

老年人最害怕的是跌倒，跌倒会给老人造成伤害，轻者皮肤破损、骨折，重者导致死亡。所以，对平衡功能和运动协调性有障碍的老人，我们要进行提高平衡和协调性功能的训练。通常把训练分为以下4步。

1.坐位平衡练习　让老人体会坐位的感觉或用镜子矫正坐位的姿势，先坐有靠背的椅子，再坐无靠背的凳子，并学会在坐位上做前后左右改变重心的动作，可抬起一边臀部保持平衡，还可以坐在凳子上进行上肢和躯干的各种动作，如摆手、扭腰等。

2.站立平衡练习　有些老人开始站立时平衡很难，可先借助直立架体会站立的感觉，然后慢慢练习有依托到无依托站立。在站立时要求触摸不同物品，或者重心向前后左右转移，随着平衡能力的改善，最后可在站立位时做头、上肢、躯干以至下肢的各种动作。

3.坐位起立平衡练习　先练习从有帮助的坐位上起来，再练习没有帮助下起立，可先在高凳上练习坐下、站立，然后逐渐过渡到低凳上坐下、站立，注意坐下时不要有跌落姿势。

4.步行平衡练习　开始可在平衡杠内练习向前向后行走，或靠墙做向前向后移动，随着步行能力的提高，可加快行走的速度，以提高平衡能力。

第七节　康复游戏集锦

一、传球游戏

1.将老人（半自理、偏瘫、痴呆、个别自理）扶至／推至游艺厅，围成圆圈。

2.将玩具（玩具苹果、香蕉、鸭梨、杧果、小球等）从第一人开始依次顺时针传递，传递时要求老人右手接，传给左手，再由左手传给旁边的人（如偏瘫老人只用健侧手传递，达不到训练的目的）。

3.根据老人人数或自理能力的不同，照护者适当给予辅导协助，特殊肢体活动障碍、僵硬者，照护者要亲自给予指导和心理安慰及鼓励。还应带动大家给他以掌声，使之感到欣慰。

4.传递玩具时顺、逆时针交替进行，大约进行40分钟。

二、数字接龙游戏

1.将老人（半自理、偏瘫、痴呆、个别自理）扶至／推至游艺厅，围成圆圈。

2.从第一人先顺时针开始数1，第二人数2，以此类推，数到100；再逆时针从1数到100；如需加大难度，可从100，99，98，…，1倒着顺序数。

3.根据老人人数或自理能力的不同，照护者给予辅导协助，对语言功能差、反应迟缓老人，照护者要亲自给予指导和心理安慰及鼓励。

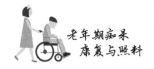

4. 当特殊老人能连续数出数字时，照护者应带动大家给他以掌声，使之感到愉悦，增强信心。

5. 往返几轮，此项活动一般进行约 40 分钟。

三、夹豆子比赛

1. 将 4 ～ 5 位老人扶至 / 推至桌旁围坐，发给每人 1 份（圆盘内盛适量大米、少量黄豆、红豆等），筷子 1 双。

2. 老人用筷子将豆子按颜色分别夹出，分别放在桌上备好的容器内（限定时间）。

3. 一轮结束后，可给老人统计每人所夹豆子数量，多者给予表扬，少者给予鼓励，可进行下一轮次或进行多轮，最后总结每人数量。

4. 无论老人夹豆多少，都要给予表扬与鼓励，更好地调动老人的积极性和参与兴趣。

5. 此项活动一般进行约 40 分钟。

四、接球游戏

1. 将老人 5 ～ 10 位（自理、半自理 – 下肢瘫痪、双上肢均可活动）扶至座椅 / 轮椅上，围成圆圈，每人发一塑料纸篓，照护者准备一个柔软的小皮球，依次扔进老人纸篓中。

2. 照护者应根据老人反应能力、上肢活动能力，调整扔球距离，但不可直接扔进老人纸篓，要求老人双臂有屈伸动作及接球意识，以达到锻炼的目的。

3. 为强化训练老人记忆能力，还可在游戏前，给每位老人看好指定一种颜色的小球，当照护者拿起某一种颜色的小球时，如老人能认出属于自己颜色的球，当他准确地接住球后，要给予表扬，接不住时要给予鼓励。

4.此项活动一般进行约 40 分钟。

五、描绘游戏

1.将 4 ～ 6 位老人扶至桌前，围坐一起，每人发给一套内容、图案相同的画册（一本为成型彩画，一本为黑白填充画），发彩色铅笔一套。

2.让老人对照彩色图案，将黑白图案用彩色铅笔逐项填充（图案应一致）。

3.在老人填充画册过程中，照护者要随时耐心指导老人并与之交流，必要时给予帮助。

4.每位老人的画册和彩笔盒上要写名字，以便下次继续使用。

5.此项训练可进行 40 ～ 60 分钟。

六、拼图游戏

1.将 4 ～ 6 位老人扶至桌前，围坐一起，根据每位老人的智力程度和认知能力，分别发给每位老人一幅拼图。

2.照护者要耐心地给每位老人讲解并演示拼图方法，必要时可反复讲解，直至老人学会。

3.如老人反复学习仍不能独立完成拼图，可更换简易拼图，反之，有老人较易掌握拼图，可更换难度大的拼图。

4.如老人的确不能完成拼图（但有兴趣）也可随意。

5.此游戏训练可进行 40 ～ 60 分钟。

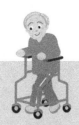

第五篇

保护他

　　由于目前没有治疗痴呆的理想方法，一旦患病，不仅给患者带来极大的痛苦，也给其家庭和社会造成沉重的负担。因此，预防痴呆的发生具有十分重要的意义。慢性病专家认为，痴呆的防治应该像高血压、糖尿病那样，从生活方式入手。生活中一定要积极地做好老年期痴呆的预防工作，防止疾病的发生。那么，老年期痴呆的预防方法有哪些？我们根据临床经验及预防的常用方法编写了预防老年期痴呆的三字经，具体如下。

第八章

勤用脑，爱思考

　　要注意智力训练，勤于动脑，以延缓大脑老化。有研究显示，常做用脑且有趣的事，可保持头脑灵敏，整日无所事事的人患老年期痴呆的比例高。老年人要经常给大脑以知识刺激和训练，如阅读书报、使用电脑、学习外语、进行各种计算等，而且要主动学习和记忆，才能不断保持自己头脑的灵敏性。文学巨匠巴金，80多岁时还在思考新的文学思路，所以其一直保持了比较好的思维逻辑。

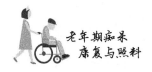

第九章

多读书，有好处

　　每天读书看报 1 小时，可有效降低痴呆症的发病风险。毛泽东、邓小平一生都保持了读书看报的好习惯，至晚年都保持清晰的思路，敏捷的头脑。宁波市江东区的一位杨奶奶，已经 98 岁高龄，自己订阅了 3 份报纸，每天坚持用放大镜阅读 2 小时，并做笔记。

　　沉思冥想：经常沉思有助于增加大脑灰色物质，有助于大脑修复。每天沉思冥想几分钟有助于保护大脑敏锐性，降低早老性痴呆危险。沉思冥想还有助于降低高血压水平、减轻压力、抑郁程度，改善血糖和胰岛素水平，促进大脑血液流动。

　　在看电视连续剧时，随时说出自己的感想便可以达到活用脑力的目的。读书发表心得、下棋、记日记、写信等都是简单而有助于保持脑力的方法。

　　多项研究发现，接受正规教育年数越多，老年期痴呆危险越小。大学教育强化学生注意力、阅读能力等脑力活动，有助于刺激脑细胞之间的关联。宁波市江东区民政局等部门专门为老年人开设的老年大学也可以起到受教育预防老年期痴呆的作用。

第十章

常锻炼，强身体

体力和脑力劳动并重，在多用脑的同时，还要多运动，并做些力所能及的体力活儿。运动还可促进神经生长素的产生，预防大脑退化。实践证明，适当的体育锻炼不仅有益于健康，而且有利于大脑抑制功能的解除，提高中枢神经系统的活动水平。

"生命在于运动"，但要量力而行，循序渐进，做些符合本人年龄和健康状况的体育锻炼，如体操、跑步、舞剑、打拳和球类活动、散步等。这些都是老年期痴呆的预防措施。

室外散步：美国专家推荐室外散步为痴呆预防的有效方式，散步有助于平静情绪和改善短期记忆。每天可以花 1 小时散步、逛街、游植物园等。在植物茂密的地方散步可使注意力和短期记忆力改善20%。多接触大自然，有益大脑健康。无论冬夏，室外散步的效果都一样好。

广场舞：中国特色的广场舞也是预防老年期痴呆非常适合的运动，不但可以锻炼身体，从体育锻炼角度预防痴呆，同时通过广场舞结识了朋友，交流了感情，了解了新鲜事物，这些都有利于痴呆的预防，同时也可以很好地预防老年抑郁症。

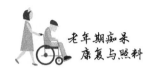

第十一章

调饮食，贵均衡

要注意营养均衡，按时进食，特别要补充足够的优质蛋白和多种维生素。在膳食方面宜做到"三定、三高、三低和两戒"，即定时、定量、定质，高蛋白、高不饱和脂肪酸、高维生素，低脂肪、低热量、低盐和戒烟、戒酒。多吃富含维生素 B_{12} 的食物，如香菇、大豆、鸡蛋、牛奶、动物肾脏、豆制品及叶酸丰富的食物，如绿叶蔬菜、柑橘、西红柿、西瓜、菌类、牛肉等。

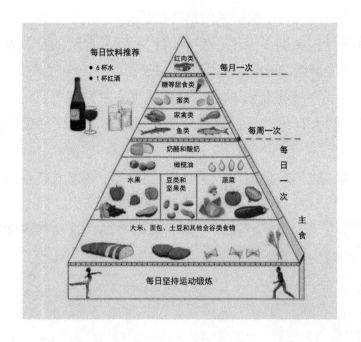

1.地中海饮食　近年来，广受推崇的"绿叶蔬菜＋橄榄油＋少量葡萄酒"的地中海饮食，可以使早老性痴呆发病率降低一半。无论你居住在何处，地中海饮食都有助于防止记忆衰退和老年期痴呆。地中海饮食还包括鱼类、坚果、豆类、西红柿、洋葱和大蒜等。地中海饮食所含丰富的抗氧化剂是抗衰老的关键。

2.吃苹果　苹果可促进大脑中乙酰胆碱的产生，具有提高记忆力与学习的速度和准确度的功效。

3.吃肉桂　吃肉桂有助于改善较弱和低效胰岛素（胰岛素不耐受），帮助其正常处理糖分。肉桂有预防老年期痴呆的功效。肉桂可加入食物和饮料中，半茶匙至 1 茶匙（250 ～ 500 毫克）肉桂粉就可以了。

4.喝咖啡　可缓解大脑衰老。咖啡具有抗炎功效，有助于防止中风、抑郁症和糖尿病等多种慢性疾病。多项研究表明喝咖啡有助于降低老年期痴呆和早老性痴呆。芬兰一项大规模研究发现，中年女性每天喝咖啡 3 ～ 5 杯，20 年后，其早老性痴呆危险降低 65%。

5.减少糖摄入量　吃糖太多会增加早老性痴呆风险。专家建议，不要饮用导致肥胖症的含糖软饮料。糖摄入来源应该是蔬果和其他自然甜味剂来源。

此外，还有一些常见预防老年期痴呆的食物。

1.核桃　因其富含不饱和脂肪酸，被公认为是中国传统的健脑益智食品。每天 2 ～ 3 个核桃为宜，持之以恒，方可起到营养大脑、增强记忆、消除脑疲劳等作用。但不能过食，过食会出现大便干燥、鼻出血等情况。

2.鱼和海鲜　鱼是促进智力发育的首选食物之一。鱼头中含有十分丰富的卵磷脂，是人脑中神经递质的重要来源，可增强人的记

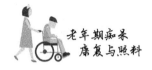
忆力、思维和分析能力，并能控制脑细胞的退化，延缓衰老。鱼肉还是优质蛋白质和钙质的极佳来源。

3.南瓜 是β胡萝卜素的极佳来源，南瓜中的维生素A含量胜过绿色蔬菜，而且富含维生素C、锌、钾和纤维素。中医认为：南瓜性味甘平，有清心醒脑的功能，可治疗头晕、心烦、口渴等阴虚火旺病症。因此，神经衰弱、记忆力减退的人，可将南瓜做菜食用。

4.鸡蛋 鸡蛋中的蛋白质是优质蛋白质，鸡蛋黄含有丰富的卵磷脂、甘油三酯、胆固醇和卵黄素，对神经的发育有重要作用，有增强记忆力、健脑益智的功效。

5.牛奶 是优质蛋白质、核黄素、钾、钙、磷、维生素 B_{12}、维生素D的极佳来源，这些营养素可为大脑提供所需的多种营养。

6.海带 含有丰富的亚油酸、卵磷脂等营养成分，有健脑的功能。海带等海藻类食物中的碘类物质，更是大脑中不可缺少的。

7.芝麻 将芝麻捣烂，加入少量白糖冲开水喝，或买芝麻糊、芝麻饼干、芝麻馅等制品，早晚各吃1次，7天为一个疗程，5～6个疗程后，有健脑效果。

8.葵花子 葵花子含有丰富的铁、锌、钾、镁等微量元素及维生素E，有一定的补脑、健脑作用。实践证明：喜食葵花子的人，不仅皮肤红润、细嫩，而且大脑思维敏捷、记忆力强、言谈有条不紊。

9.香蕉 营养丰富、热量低，含有称为"智慧之盐"的磷，香蕉又是色氨酸和维生素 B_6 的极佳来源，含有丰富的矿物质，特别是钾离子的含量较高，一根中等大小的香蕉就含有451毫克的钾，常吃香蕉有健脑的作用。

10.胡萝卜 众所周知，胡萝卜的β胡萝卜素含量最为丰富，当体内维生素A含量不足时，β胡萝卜素能转化为维生素A发挥抗氧化作用。

11. 鸡胸肉　各部位的鸡肉里，唯独鸡胸肉富含肌肽，具有抗氧化作用。

12. 番茄　含有番茄红素，具有强大的抗氧化作用。

13. 西兰花　含有200多种具有抗氧化作用的植物化学物质，抗氧化力极强。

14. 豆芽　富含一种植物化学物质，抗氧化作用和排毒能力都很强。

15. 姜黄　富含姜黄素，具有强大的抗氧化作用。据称可以减少老年期痴呆的发病率。

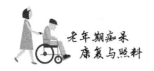

第十二章
勤动手，好处多

通过活动手指，给脑细胞以刺激，对健脑十分有益。手指运动的方式很多，最常见的有写字、绘画、编织、弹琴、玩健身球、玩玩具等。另外，勤动手，也可以减少脑褐素的积累。打电脑、打羽毛球、下棋、打麻将等，还有当当"左撇子"，都能让大脑年轻。

手指操：民间医学从多年的研究中发现，手指对于人的健康起到了十分重要的作用，手指操有消除疲劳、减轻精神负担、缓解紧张情绪的神奇功能。更为神奇的是，通过手指操的锻炼，可有效降低老年期痴呆的患病风险，提高老年人认知能力。每个人的 10 个手指都对应着身体的某个部分，并起到调节和梳理的作用。下面是由真人示范的健康手指操，步骤与方法如下。

1. 用一只手的拇指和食指夹住另一只手的手指，并按摩，从指根到指尖。

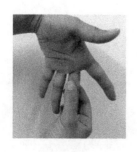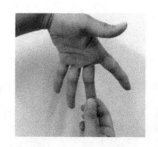

2. 双手互相揉搓和拉伸各个指关节。

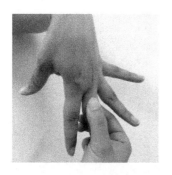 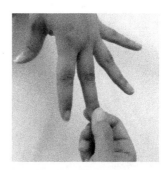

3. 掌心向上，另一只手指的大拇指由掌根部向手指方向推压掌心，直到指尖。

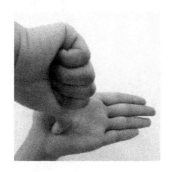 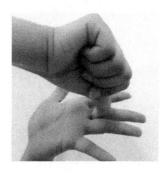

4. 左手握住右手大拇指转一转再用力向外拉直，每一个手指都要做到。换手重复同样的动作。

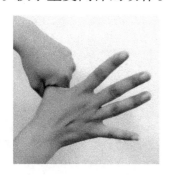 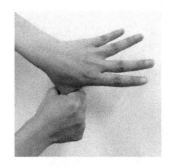

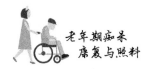

5. 依次将双手的手指进行交换对指运动。

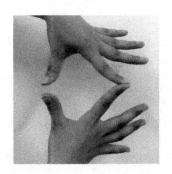 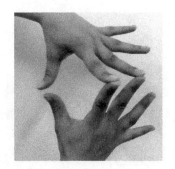

第十三章

有爱好，要坚持

兴趣和爱好对老年人来说非常重要，它既丰富生活，激发对生活的兴趣，对大脑又是种具有积极意义的休息。它能协调、平衡神经系统的活动，使神经系统更好地调节全身各个系统、器官的生理活动，对延缓衰老、预防老年期痴呆都有积极的作用。凡长寿者多有自己的兴趣和爱好，他们通过这些兴趣、爱好，使自己的心情愉悦，同时也调节内脏功能，促进新陈代谢，无形中给长寿创造了良好的条件。

老年人的兴趣与爱好多偏于静，这也是年龄、阅历和身体条件所决定的。很多老人爱好养花、养鱼、欣赏音乐、集邮、绘画、写回忆录等。这些爱好能使静与动很好地结合，不仅有利于老年人的身心健康，更可陶冶性情，可松弛肌肉、血压平稳、心律稳定、呼吸均匀，并可防治老年期痴呆、高血压、溃疡等多种疾病。

也有些老年人爱好打乒乓球、爬山、游泳、旅游等，这些人的身体素质一般比较好，而且多在年轻时就爱好体育锻炼。锻炼能使肌肉强壮有力，增进细胞的新陈代谢，改善老年人骨骼脱钙现象。会增强心脏、血管、肺、胃肠等器官的机能，可减缓器官的衰老，既消磨了时间，也锻炼了身体。

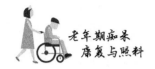

　　兴趣和爱好是老年人充实生活的妙药良方，它会使自己重新找到自己晚年生活的位置，而且能够从中获得自我价值感。所以，老年人要坚持自己的兴趣和爱好。

第十四章

交朋友，常联系

不少老年人成天在家，老夫老妻抬头低头、出出进进，见到的都是老伴，无疑有孤独、寂寞之感。老年人应该多交些推心置腹的朋友，经常在一起聊天玩乐，不仅是治愈老人孤独、寂寞的良方，而且也是丰富老年人知识、畅谈老年人理想的一条途径。

多一个朋友，就是让老人们多了一个感情宣泄和交流的对象，多了一个如何处理好夫妻关系和人际关系的学习对象，也多了一个如何为人处世、建立和谐家庭、构建和谐人际关系的楷模对象，也使老年生活丰富多彩、兴趣盎然。心理学家和医学专家还建议，老年人要保持年轻的心态，还要多交一些"忘年交"，与年轻人交朋友，因为年轻人头脑比较敏锐，思想较为开阔。在相互交往的过程中，做到优势互补，还能为老年人的内心世界注入青春活力，改善气氛，启迪智慧。当然，老年人之间的互相交流，对保持大脑的活力也颇有好处。

多社交有助于改善老年人的认知能力。多与朋友外出进餐或参加体育活动、旅行、聚会、看电影、听音乐会、参加各种俱乐部、参加社区志愿活动、常看望亲朋好友等活动，都有助于改善记忆力和思维能力。

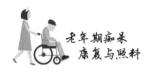

第十五章

调心理，莫生气

要注意保持乐观情绪，应节思虑，去忧愁，防惊恐。要宁静无惧，恬淡虚无，与世无争，知足常乐，清心寡欲。做到外不受物欲诱惑，内不存情感干扰，这样气血调和，健康不衰。

平和喜乐的心态对老人来讲最难得，也最珍贵。随着年龄的增大和身体机能的衰退，不少老人内心会滋生悲观情绪，人也变得沉闷、孤僻，这是比躯体疾病更可怕的隐患。衰老是生命发展的必然，老年人在体力和智力方面不能与青年人相比，在思想认识上也可能跟不上时代潮流，这是不容回避的客观事实。老年人要学会自我宽解和自我安慰，切莫因为衰老而产生自卑、自弃的心理。同时，要尽量保持平和的心境，不勉强自己做一些力不从心的事情，遇事要三思而后行，切莫心急气躁跟自己过不去。

"好话一句暖三冬"，暖的不仅是听话的人，还有讲话者本人。对老人来说，时常说几句"甜言蜜语"，更能让自己笑口常开，心宽气和，算是个不错的长寿之道。嘴巴甜一些，多称赞别人，使人更关注正面、积极的因素，有益于营造良好的人际氛围，也能带来平和朴实的快乐与恬淡的喜悦。

老人可以试着充分发挥余热。老年人阅历深、工作经验丰富，可积极发挥自己的知识、经验和技术特长，既使自己有事可做，又为社会贡献了力量。比如，积极参加社区、街道开展的"老年志愿者"活动，义务维护社区治安，帮助社区居民解决家庭纠纷，还可以到中小学担任校外辅导员。老年人可利用大量的闲暇时间，通过参加夜大、老年大学等，不断学习知识。与子女住在一起的老年人，可干一些力所能及的家务活，从中寻找乐趣。

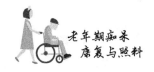

老年期痴呆
康复与照料

第十六章
转眼珠，助回忆

多转眼珠记性好。左右来回快速转动眼珠能刺激大脑海马区，如果有暂时性的遗忘症，这种方法可以帮你回忆起忘记的信息。下面介绍几种有益的运动眼球的方法。

1. 转睛　静坐，双目闭上5～8秒。然后睁开双眼，向上看3～5秒，再向下看3～5秒。两眼球向左旋转10次，然后向前注视3～5秒；再向右旋转10次，前视3～5秒。最后用双掌搓擦两颊及额部30秒。每天可做2次。有强光干扰时可用两手掌遮于眼前或轻闭双眼转睛。

2. 摩目　先将两手相擦至发热，用掌心热熨两目，反复做擦熨数次。接着眼球左右旋转各100次，最后用两手掌搓擦两颊及额部1～2分钟。每天坚持做2～3次。

3. 眨眼　静坐挺胸，双眼紧闭一会儿再睁开，利用一开一闭的眨眼来兴奋、维护眼肌。如此反复操作，可活动眼球，能促进眼内血液循环，解除眼肌疲乏，益眼醒神。经常有意识眨眼，有利于泪液分泌，对防眼干燥症也有一定效果。

4. 远眺　在室外空旷的地方或楼上、阳台上向远处眺望，最好避开障碍物，看得越远越好。也可由近逐步远看，各选定一物，稍停片刻后，再把视线由远逐步移近。例如，夜晚星星高挂时，可以定视或追视远方的星星，持续数分钟，每天做1～2次。

154

第十七章

护好头，保视听

头部摔伤会导致痴呆，平时注意保护头部，高龄者必要时应使用拐杖。密歇根大学最新研究发现，保持良好视力，老年期痴呆危险减少 63%。如果视力不好，每年要看一次眼科，并接受相应治疗，老年期痴呆危险也会减少 64%。眼睛可反映和影响大脑功能，特别是老年人群。视力不好，一定要及时就医。

随着年龄的增长，多数老年人的头发会越来越少，不少老年男性索性就省掉了梳头这道程序，觉得头发少了没必要梳。其实，老年人梳头的意义并不仅在于美容，还有重要的保健作用。首先，梳头是保护头发的好方法。反复梳头可刺激头皮末梢的神经和毛细血管，促进血液循环和新陈代谢。其次，梳头还能够健脑安神，是促进大脑运动的好方法。头是人的神经中枢所在地，分布有诸多重要穴位。梳头不仅能按摩头皮，还能刺激头颈部穴位，促进头颅内血液循环，提高脑神经的兴奋性，使淋巴回流加快，从而改善颅内的供氧，起到健脑防衰老的作用。头发稀疏或没有头发的老人可直接用手指代替梳子梳理。由前发际缓慢梳向后发际，边梳理边揉擦头皮。一般一天梳理 3 遍，早起后、午休前、晚上临睡前各一遍，每次 10 ～ 30 分钟或更长，力度要适中，使头皮有热、胀、麻的感觉为宜。

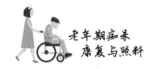

　　睡眠质量也和保护头部有密切关系。想要睡眠质量好就要有一个合适的睡姿，而且不同的睡姿还能起到不同的养生作用。肝经在人体两侧，侧卧的时候，不管是左侧卧还是右侧卧，都能养肝气。因为人在侧卧的时候，血自然就归到肝经里了，肝主藏血，血一归到肝经，人体就能安静入睡并且开始一天的造血功能了。

　　专家表示，如果枕头过低，头部会向下倾斜；枕头过高，头部会很不舒适地被拉伸；过高和过低的枕头都是非常不适的。这就是为什么医生都喜欢强调使用尺寸合适的枕头。专家建议，侧身睡觉时再拿一个枕头放在两膝盖之间，以保持腿臀之间的适当距离，更有利于放松腰背部。

第十八章

防慢病，早治疗

要积极治疗全身性慢性疾病。脑血管病、高血压、糖尿病和高脂血症等疾病是导致记忆障碍的主要危险因素，积极预防和治疗这些慢性疾病，可以避免或减轻病理性记忆障碍的发生和发展，要早发现、早治疗。主要关注以下几种疾病。

1. 冠心病　患者胸腔中央发生一种压榨性的疼痛，并可迁延至颈、颔、手臂及胃部。它跟心绞痛不一样，即使停止运动或在紧张情绪消失后，它还会存在。冠状动脉性心脏病发作的其他可能症状有眩晕、气促、出汗、寒战、恶心及昏厥，严重患者可能因为心力衰竭而死亡。如果出现早期症状，要积极配合医生进行临床治疗；养成良好的生活方式和行为习惯，坚持体育锻炼、防止肥胖、不吸烟、不酗酒、不多饮浓茶等；脑力劳动者应有适当体力活动，可视个人身体状况循序渐进，参加散步、慢跑、快走等有氧锻炼；冠心病患者开展体育锻炼不应过于剧烈，应以不出现症状为准；合理膳食，少吃动物脂肪及含胆固醇高的食品，多吃富含纤维素和维生素的蔬菜和水果；合理安排工作和休息，有张有弛，避免过度劳累；保持心态平衡和情绪稳定，及时缓解心理压力，开展有益于身心健康的各种活动，如音乐欣赏、种花养草、书法和气功健身等。心绞痛是冠心病急性发作时最常见、最危险的症状，若不及时救治，会给患

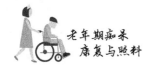

者带来生命危险。因此，冠心病患者应随身携带急救盒，并懂得正确使用，以防不测。冠心病患者发生急性心绞痛经保健盒治疗控制症状后，仍应及时到医院进行全面检查和治疗，以防发生意外。

2. 高血压　发病原因与年龄、食盐量、体重、遗传、环境与职业等原因有关。发病率有随年龄增长而增高的趋势，40岁以上者发病率高。根据发病原因要注意控制食盐摄入量，控制体重，避免紧张，注意放松，有家族史的人群要坚持测量血压。

医学专家建议，家庭成员若突发高血压，应根据以下几种症状，相应进行急救。

（1）患者突然心悸气短，呈端坐呼吸状态，口唇发绀，肢体活动失灵，伴咳粉红泡沫样痰时，要考虑有急性左心衰竭，应吩咐患者双腿下垂，采取坐位，如备有氧气袋，及时吸入氧气，并迅速通知急救中心。

（2）血压突然升高，伴有恶心、呕吐、剧烈头痛、心慌、尿频甚至视线模糊，即已出现高血压脑病。家人要安慰患者别紧张，卧床休息并及时服用降压药，还可另服利尿剂、镇静剂等。

（3）患者在劳累或兴奋后发生心绞痛，甚至心肌梗死或急性心力衰竭，心前区疼痛、胸闷，并延伸至颈部、左肩背或上肢，面色苍白、出冷汗，此时应安排患者安静休息，服一片硝酸甘油或一支亚硝酸戊酯，并吸入氧气。

（4）高血压患者发病时，会伴有脑血管意外，除头痛、呕吐外，甚至出现意识障碍或肢体瘫痪，此时要让患者平卧，头偏向一侧，以免意识障碍或剧烈呕吐时将呕吐物吸入气道，然后通知急救中心。

3. 糖尿病的预防要做到如下几方面。

（1）不暴饮暴食，生活有规律，吃饭要细嚼慢咽，多吃蔬菜，尽可能不在短时间内吃含葡萄糖、蔗糖量大的食品，这样可以防止血糖在短时间内快速上升，对保护胰腺功能有帮助，特别是有糖尿病家族史的人群一定要记住这一点。

（2）防止感染性疾病：不要吃过量的抗生素。有些病毒感染和过量抗生素会诱发糖尿病。

（3）糖耐量不正常或有糖尿病家族史的人群可以在最大限度内防止糖尿病的发生，每年吃 3 个月的烟酰胺、维生素 B_1、维生素 B_6、甲基维生素 B_{12}（弥可保）增强胰腺功能；在季节更替时吃半个月的维生素 C、维生素 E，剂量要大，可以提高自身免疫力、清除自由基。

（4）多锻炼身体，少熬夜。糖尿病是一种常见的多发病，在我国目前有 2000 万～ 3000 万糖尿病患者。此病到目前为止是一种不能根治，但可以良好控制的疾病。如果在专科医师的指导下，正确运用好现在的 3 类基本疗法，即饮食、运动、降糖药物在内的综合疗法，而进行终生性治疗，绝大多数患者都可以如正常人一样生活、工作、颐养天年。所以，糖尿病患者必须遵循"严格控制高血糖，坚持治疗达标"的原则，这是治疗糖尿病的根本保证，不能偏听、偏信社会上"游医"所谓的"包医、根治糖尿病"的谬论。

4.高血脂　是我们生活中困扰许多中老年人的严重疾病。老年人防治高血脂的原则需要做到以下几点。

（1）限制总能量：老年人的基础代谢率减低，能量需要量要比成年人低。有高脂血症的老年人更应严格控制能量的摄入，每人每天的能量摄入要控制在 29 千卡 / 千克体重之内，折合主食每天不宜超过 300 克。营养学家给老年人推荐的食品有：馒头、米饭、面包、豆腐、豆浆、牛奶、瘦肉、鱼类及各种蔬菜、水果。

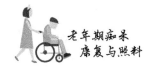
（2）低脂、低胆固醇饮食：高脂血症的老年人要严格控制动物脂肪或胆固醇的摄入，食油以富含不饱和脂肪酸的植物油为主，如豆油、花生油、玉米油，蛋类每天不超过1个，或2～3天吃1个鸡蛋。

（3）高纤维饮食：食物纤维可与胆汁酸相结合，增加胆盐在粪便中的排泄，降低血清胆固醇浓度。富含食物纤维的食物主要有粗粮、杂粮、干豆类、蔬菜、水果等。每人每天摄入的食物纤维量以35～45克为宜。

（4）优化生活方式：高脂血症老年患者应注意生活方式要有规律性。适当参加体育活动和文娱活动，保持良好心态，尽量避免精神紧张、情绪过分激动、经常熬夜、过度劳累、焦虑或抑郁等不良心理和精神因素对脂质代谢产生不良影响。

（5）饮茶、戒烟、限酒：实验研究证明，各种茶叶均有降低血脂、促进脂肪代谢的作用，其中以绿茶降血脂作用最好。因此，高脂血症的老年人不妨多饮茶。科学研究表明，长期吸烟或是酗酒均可干扰血脂代谢，使胆固醇和甘油三酯上升，所以老年人最好戒烟、限酒。

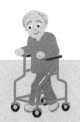

第六篇

支持他

第十九章

照护者的压力与负荷

案例

　　王太太，72岁，患老年期痴呆已有2年。王先生为了照顾妻子，喜欢的跳舞等社交活动都不能参加了。他们有2个儿子，但因住得较远，只能提供经济上的支持，在假期来看望一下父母。王先生照顾太太无微不至，态度温和，整天都不放松地跟随在太太身边，这让儿子很放心。但是随着王太太的病情越来越重，有时出现躁动，不让王先生跟在她身边，甚至要离家，这让王先生相当头痛。有时晚上不睡觉，饭也吃得很少，开始出现来不及去厕所而把小便拉在裤子上。王先生越来越累，常常感到心有余而力不足。前几天，居然发生了让他儿子大跌眼镜的事。原来，王先生看王太太不肯吃饭，就把勺子拼命往王太太嘴巴里塞，并用手打王太太嘴巴，导致王太太嘴唇都破了，还有点发肿。王先生照顾王太太的耐心不如从前了，他自己也认为情绪不受控制，容易烦躁，认为生活没有盼头。医生认为王先生得了比较严重的情绪障碍，需要接受专业治疗。

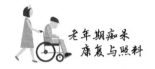

一、谁是老年期痴呆照护者？

一般是指老人的直接照护者及陪伴者，如配偶、子女、家政服务人员、居家养老护理员、护工、医生、护士；广义讲，涉及为老人服务的所有人员，如生活或工作在社区、医院、养老院的各类服务工作人员、心理工作者、社会工作者、志愿者、营养师、康复师等。

在我国，多数痴呆老人的主要照护者都是家庭成员，相当一部分是由配偶和年长的子女担任。

二、照护者的压力来自哪里？

痴呆老人随着病情的进展，大脑功能全面衰退，老人逐渐丧失各种生活自理能力，照护者在照护过程中会遇到很多意想不到的棘手问题而倍感困惑和压力，不管在体力还是精力上都需要付出巨大的努力。例如：

1. 老人无法用语言准确表达他们的需要。

2. 老人不愿意参加日常活动，表现出被动、离群。

3. 老人经常表现出焦虑不安、愤怒等负面情绪，但又说不出为什么。

4. 老人莫名哭泣或者大喊大叫。

5. 老人看到门或者出口就想走出去，很容易走失。

6. 老人出现骂人和打人的情况。

7. 老人睡眠节律改变，白天黑夜颠倒。

8. 老人随地大小便。

9. 老人无法控制自己的行为，有时做出轻浮的举动。

三、照护者如何识别压力信号?

老年期痴呆自发病起一般可以存活 3 ～ 15 年,由于需要长时间的照护,给家庭带来沉重的精神压力和生活负担。照护者要善于察觉和识别来自身心的压力信号。其实和痛楚一样,压力是可以感受得到的身体和心理的自然反应,这些反应会像警示信号一样提醒我们在身体或生活上可能出了问题。

1. 睡眠问题,如入睡困难、早醒、睡眠时间少、睡眠浅、白天昏昏欲睡、夜晚不能入睡等。

2. 容易受刺激,经常为一件小事耿耿于怀,多愁善感,特别当老人身体出现状况时,感到手足无措,不知道如何应对。

3. 脾气变得急躁,经常为小事发火,与人争吵。对待老人的态度也越来越差,甚至出现虐待老人的现象。

4. 注意力不能集中,做事丢三落四,心不在焉。

5. 经常担心害怕,但又说不出具体内容。

6. 感到疲惫、乏力、没有兴趣、精神不济、胃口不佳、消瘦、不想与人交往。开始忽视自己的外貌、忽略其他家人。

四、照护者如何缓解照护压力?

压力不仅会影响身心健康,而且会影响日常生活和照护工作。如果照护者精力不足或精神难以集中,甚至可能发生意外。

1. 学习和掌握照护痴呆老人的知识和技能,这可以帮助照护者减少照护过程中的束手无策感。通过学习照护者会感觉到自己处理困难状况的能力有所提高,可以降低挫折感,而且与痴呆老人的冲突减少了,自己身心疲惫的感觉也会相应减少。

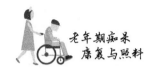

2. 在自己生气和愤怒时，避免与老人争辩，先让自己冷静下来或离开这个环境，以客观态度去分析自己生气的原因，避免带着恶劣的情绪去照护老人，调整对老人的期望值，寻找老人一点一滴的进步，肯定自己的成绩。

3. 保持社交活动，多与朋友交流沟通，增加信息交流，缓解照护中的压力。

4. 安排好每天的作息时间表，按照轻重缓急进行排序。

5. 家庭照护者寻找适当的社会资源，可以让老人进养老院、日托机构、老年公寓、雇人在家护理，找钟点工适当搭把手。

6. 正确认识自己的身体状况，因为在照护痴呆老人时会付出更多的财力、人力、物力。压力过大，长此以往，就会出现抑郁、焦虑、躯体不适等。如出现上述感觉，应及时调整，如果不能调整，找专业医生求助。

7. 培养良好的生活情趣，有效地进行个人自我放松，合理安排自己的作息时间，多做自己喜欢的事情，如听音乐、唱歌、吃美食、看电影等，使身心得以放松。

8. 保证睡眠充足，适量地运动，多吃一些营养丰富的食物，有助于身心健康。

9. 培养幽默感，欢笑可以滋养身体和心灵。

第二十章
对照护者身心的影响

一、对心理健康的影响

主要照护者在照护过程中有可能会经历以下几种普遍的心理情绪。

1.不满感　因为不得不经常照顾痴呆老人的需要，而牺牲了自己的时间和应当给予其他家庭成员的时间。

2.疲劳感　因为照护者每天都得面对如看护、做饭、喂饭、洗衣和家务劳动这些日常琐事，而这些事都是永无止境的任务。

3.受伤感　因为被照护者的角色发生明显变化时，对照护者的要求也会随之发生变化，不管被照护者是父母、配偶还是其他亲属，其与照护者的关系都会有所变化。

4.失落感　因为照护者没有时间满足自己和家人的需要，或者根本没有时间参加一些娱乐活动。

5.无能感　因为要照顾痴呆老人而无法让自己的生活更美好，或者因为难以应对突发状况。

6.易生气　因为其他人没有提供足够多的帮助，或者照护者觉得其所做出的牺牲和努力得不到所有人的赏识。

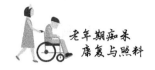
7.内疚感　因为感到自己无能、失落并且容易生气而心生内疚。

照护者能意识到这些强烈的心理情绪的存在及其相应的原因是非常重要的，这将使照护者能更好地以一种积极和同情的方式来应对照护过程中遇到的各种问题。

二、对身体健康的影响

照护者所经受的疲劳和长期处于负面情绪之中，对他们的身体健康可能存在潜在的危害，因压力容易造成情绪紧张和焦虑，紧张和焦虑对健康的损害，其关键不是紧张的程度，而是紧张会持续多长时间。长期处于紧张情绪中，会损害心血管和免疫系统的功能。疲劳也会导致免疫系统损害，导致其容易感染各种传染性疾病。

长时间生活在沉重的心情中，可能使脑内产生某些化学变化，从而损害记忆力，出现反应迟钝、健忘、动作笨拙等现象。

人的3种负面情绪（紧张、抑郁、发怒）会影响体内营养的吸收，使人的体质下降。

主要照护者在24小时都需要进行看护的情况下，大部分都存有焦虑抑郁和其他压力有关的健康状况的危险。经调查，50%以上的照护者经受过失眠的痛苦；40%以上的照护者经受过背部疼痛；30%以上的照护者经受过头痛；25%以上的照护者经受过胃部疾病。

第二十一章
对照护者家庭事业的影响

大多数人都有一个以上的责任，要学会如何平衡它们之间的各种义务。人们通常要兼顾其工作、家庭和个人生活，这些压力在最小限度时，一切都会进展得很顺利。当增加各种照护任务时，就会打破平衡，使其变得不稳定。为了管理好时间的平衡性，主要照护者必须做出各种选择，确定优先事项，忍受永远都有做不完事的情绪。

一、对家庭的影响

痴呆老人住在主要照护者家里有各种好处，但是由于照护任务的增加，会产生较大的压力，从而影响到家庭成员和主要照护者的生活。主要照护者家里的其他成员、配偶和子女也会因主要照护者给他们的时间、精力和注意力的变化而受到影响。家庭成员可能会产生被忽视、嫉妒、愤怒和不配合的心理情绪。

二、对孩子的影响

1. 对年幼孩子的影响　幼小的孩子往往会对家中需要照顾的爷爷、奶奶的病情产生一些复杂的情绪，但他们不能表达出来。作为照护者，又是孩子的父母亲，可能会担心他们的孩子因其整天照护

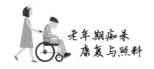

一个患有慢性病的老人而受到影响，也不知道如何跟孩子说爷爷、奶奶的病情。最大的问题还是在照顾老人和孩子的精力上分配不均衡，总是感到没有时间兼顾二者。为了平衡这些责任，照护者急需得到帮助。可以由"暂托服务"或"日间照护机构"给自己提供宝贵的暂时休息时间。

2. 对青少年孩子的影响　青少年可能会对需要照护的爷爷、奶奶的奇怪行为感到尴尬，很明显的例子就是不愿意把朋友带回家。他们可能更不满的是自己的消费方面受到限制，或者要腾出自己的房间，不准有噪音，保持安静等。但是青少年又富有同情心，愿意帮助别人，有责任感和无私奉献的精神，他们对整个照顾情况有非常复杂的心理。当青少年看到他们所热爱的长辈受到伤残或疾病的痛苦时，他们会感到伤心、愤怒或尴尬。这些复杂的情感往往会导致他们做出令人费解的行为。家庭压力有可能影响青少年的性格。

三、对工作的影响

当痴呆老人需要照顾时，通常都是照护者牺牲自己的工作时间，这也许可以通过私下调换或休假的形式解决。但是如果这种需求持续增长时，就会影响照护者的正常工作，不能按时工作，最终可能要放弃工作，从而给家庭增加经济压力并牺牲其职业生涯。即使白天安排一个居家养老护理员来照顾老人，但是因为晚上睡眠受到影响，并且有照顾压力，照护者还是不能安心工作。

第二十二章
寻求帮助和情感支持

试图放弃工作，做全职照护者是一个非常艰巨的挑战。特别是当该患者是患有慢性的、进行性的或者是有生命危险疾病的父母或配偶时，更是难上加难。有些照护者很不善于寻求帮助，也不善于接受别人提供的帮助。

一、照护者家人如何在心理上给予支持

随着老年期痴呆疾病的发展，老人的健康状况越来越差，护理难度也越来越大，常使照护者的心理和生理失去平衡，作为照护者的其他家庭成员应该如何配合照护者在心理上给予支持呢？

1. 要了解痴呆老人的照护意义和工作内容，对照护者给予更多的关心、理解和认可。

2. 尽量分担照护者的工作量和责任，给予照护者必要的休息，保证照护者的睡眠。

3. 关心照护者的生活和心理变化，在饮食和情绪上多给予支持，多和照护者沟通交流，让照护者有一个发泄情绪的安全空间，努力为照护者营造一个温馨舒适的家庭环境。

4. 指导和协助照护者利用社区资源，与居委会和邻居建立良好

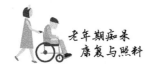

的关系，以获得更多的帮助。

5. 及时发现照护者的不良情绪和行为，并给予帮助，必要时帮助照护者寻求专业指导。

二、记得留一点时间给自己

对照护者来说，其最珍贵的东西就是他们的时间，如何管理时间，留一点时间给自己呢？

1. 日历表　日历安排表是绝对有必要的，照护者可以将各种安排和任务标记在一个易于阅读的大型格式日历表上，这样就容易将它们记住了。家人应提醒照护者将每件事情记录在此日历表上，并注明老人、照护者及其他家庭成员的日常生活事件和活动。

2. 明细表　几乎所有组织协调能力好的人都使用这种明细表。时间管理专家建议忙碌的人士使用明细表安排一天的工作。照护者不仅可以在明细表上列出其每天的个人活动，而且还可以在上面列出其他人的活动安排。这对照护者能清清楚楚地按详细说明完成任务，并且让老人感到舒适是非常有用的，而且在照护者需要休息时，留下有详细说明的明细表可以让其安心休息。

3. 电话留言常规　照护者在看护环境下制定一个特定常规来处理每天的电话留言，设定一个张贴信息的地点可以防止混乱、失约和犯错误。特别是各家庭成员通过电话留有不同信息时，这种方法尤为重要。照护者可以选择某一特定地点来管理留言信息，如大厅桌子或用磁性固定架将一个盒子粘贴在冰箱门上。

4. 优先考虑事项　照护者会发现每天按主次优先顺序处理事情对每天的安排和职责是非常有用的。当一个人有太多的事情要做时，可以按照优先顺序来排除那些不重要的事项。

第二十三章
照护者的情绪调节与身心健康

人有时候容易陷入情绪低谷，在你心情不好的时候，怎么办？当你面临一种愤怒易激动的情绪时，又该怎么办？情绪从通俗意义上讲，就是指个体受到某种刺激后所产生的一种身心激动状态。情绪状态的发生每个人都能够体验到，但是对其所引起的生理变化与行为却较难以控制。心理学上把情绪分为四大类：喜、怒、哀、惧。由于痴呆老人难以护理，或者照护者缺乏护理技巧，更使照护者的情绪经常处在失控边缘，生气、愤怒、伤心、郁闷、焦虑、恐惧甚至出现抑郁症状。照护者该怎么调控自己的情绪，做个快乐、开心的人，不被坏情绪影响照护和生活，更不被坏情绪损害身心健康呢？

一、不要让坏情绪缠着你

照护者首先要明白，这个病是不可逆的。不要幻想老人可以很快好转或者维持现状不继续发展。事实再残酷也是事实，必须接受它，所有的治疗、护理和康复只是为了延缓疾病的发展。痴呆的病程可能短，也可能很长。像笔者的邻居俞老太，患了老年期痴呆，从70岁一直到88岁去世，刚开始时每天到处乱走，不让走就打人、骂人，有时候晚上不睡觉，高声大骂，直到生命的最后2年，因为老得闹

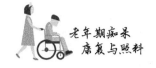

不动了才好些。因为她只生了一个女儿，所以邻居阿姨只能走到哪里，就把俞老太带到哪里。照护者还要明白，老人生病了，不能再用常理待之，只能顺着他们，转移他们的注意力。比如，老人一直往外冲，说外面在打仗，他要去支援，急得不行，你如果跟他说现在没有战争，已经是新社会了，或者说你那么大年纪不用去了，肯定行不通，老人是绝对不会听的。你说："首场战争我们已经胜利了，现在刚好休战，您要养足精神，先去吃饭，等待战争的号角吹响，我就来叫您。"老人就会释然不往外走了，马上去吃饭。

还有就是照护者之间的互相帮助非常重要，如果照护者自己体力不支了，可以请其他家人轮替，精神上就可以放松很多；照护者之间的倾诉和交流也是很重要的，可以去参加老年期痴呆患者家属的记忆俱乐部，会很有帮助；如果老人病情严重了，也可以考虑依靠养老机构、老年医院等。

二、心理调适的小秘诀

照护者如何进行心理调适呢？下面介绍几种心理调适的小秘诀。

1. 自学法　学习疾病知识，提高认识水平和照护能力，可以借助一些老年期痴呆的照护工具书或视频教材进行模仿学习，减少照护带来的困惑。

2. 借力法　多寻求社区互助资源，通过家属联谊会、心理援助机构、社会工作服务中心或社区医生等帮助，加强成员间的相互沟通与交流，从而相互支持，相互帮助，减轻自己的无助感和焦虑。

3. 哭泣法　流泪可以减轻乃至消除人们的压抑情绪。哭能使人产生有益的激素，使人体更加协调反应；哭可以增大肺负荷，活动眼珠。通过哭泣，把悲伤、抑郁的情绪宣泄出去，也可以把过度兴奋的情绪宣泄掉，从而保持心理平衡，所以，当你感到心情压抑的时候，不妨找个空间痛痛快快地哭一次。

4.移情法　移情是人类自觉或不自觉地宣泄、调节情感的一种主要方式。移情是指一个人将原来对某人或某物的情感扩展到另一个人或物的心理历程。照护者可以在照护的生活中给自己寻找一些感兴趣的工作或活动，如养花、锻炼、音乐、阅读等，通过转移注意力，使自己的心情放轻松，在烦琐的生活中发现生活的乐趣和意义。

5.激励法　因为无能为力，不少人用顺从的方式应付压力，久而久之变得麻木、颓废。晚上浑浑噩噩地睡去，第二天早上睁开眼时却又清醒过来，一个念头开始在脑中盘旋："如此下去，我真是要毁了。"于是每天机械化地生活，到最后精神处于崩溃状态。不妨给自己一个激励，颓废之人是因为行为缺乏积极性。因此，要给自己确立一个值得去追求的目标，如"照护别人是为了今后更好地被别人照顾，是给自己积德"等，通过目标激励来让自己获得最大的激发力量。

6.遗忘法　人的一生面临的挑战和痛苦实在太多，面临的冲突事件越多，就越烦躁不安，紧张惶恐。越终日活在对往事的痛苦回忆中，就越忧郁、不满。要走出这种恶性循环，必须学会遗忘。遗忘是痛苦的解脱，对疲惫的宽慰，对自我的升华，是人生新的开始。

7.冥思法　在东方文化中，有一种通过洗心涤虑、消除人心目中的一切杂念而达到身心安宁、解脱的自我心理修炼法，这种修炼方法主要是佛教和道教人士平时修身养性的方法，对于解除烦恼，维持人的心理平衡有极佳的效果。练气功、坐禅是这种方法的具体体现。

8.倾诉法　要学会向自己的亲人、朋友、同行倾诉心情，在交

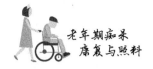

谈中表达自己，让别人接受自己、帮助自己，消除负面情绪，缓解紧张，发泄怒气。必要时要学会找心理医生，以便及时得到帮助，调整自己的心态。

三、做一个身心健康的照护者

1.早期诊断　老年期痴呆往往以记忆力减退为早期表现，而且出现、发展得很缓慢，尤其是当老人看起来身体健康，没有其他疾病时，我们很容易忽略了他们的不正常行为，或认为是其他原因。因此，当亲人出现老年期痴呆的早期症状时，应尽快到有相关资质的医院去就诊。不打无准备之仗，要学习关于疾病的知识，尽可能多地了解疾病和照护策略，为老年期痴呆照护做好准备。了解了这个疾病怎样影响老人，会帮助你理解和适应疾病的变化。只有我们了解了老年期痴呆，才能更有效地处理现在和计划未来。

2.做一个有准备的照护者　老年期痴呆在早期、中期、晚期的智能和精神行为的改变不同，生活技能的丧失程度也不同，因此，需要的照护技能就会不同。经常参加老年期痴呆协会组织的讲座、培训，与有经验的照护者进行交流，可以帮助您更加了解、更有效地处理许多伴随老年期痴呆而产生的异常行为和性格改变。

3.了解老年期痴呆相关的资源　老年期痴呆协会是你开始寻找资源的好地方。为你自己和你所照护的人着想，你还要熟悉社区中有哪些照护痴呆老人的资源可用。例如，老年人日托中心、敬老院、托老所，居家服务、送餐服务，有经验的社区医生和护士及有相关资质的医院。

4.接受和寻求帮助　在照护痴呆老人时，单靠你自己做所有的事，会让你精疲力竭。丢掉耻辱感，不要怕寻求专业协助，接受亲人、朋友及痴呆协会和社区资源提供的帮助。如果没有人提供帮助，你自己可以提出要求或请人代言。你从支持团体的聚会中也可得到支持和安慰。

5. 接受种种改变　痴呆老人的表现随病情而改变，他们的需要也会随之改变，因而有"计划赶不上变化"的感觉，他们的需求也往往超出你在家中所能提供的照顾。事先对各种照护选择（如雇用照护者，入住敬老院、看护中心等）做详细的调查，可以使照护过程的转换变得容易些。你也应接受来自亲友的支持和帮助。

6. 认清和接受现实　承认疾病及疾病随着时间的流逝将怎样影响老人的现实，虽然困难，但却重要。一旦你正视现实，你判断未来就会容易。也要正视你自己的现实，你需要正视你能做多少，只有你知道自己最多能干多少事情。你可能察觉不到你所尽的努力和心思对老人所起到的作用，但你所提供的细心照护确实会对老人有很大的帮助。

7. 规划好法律及财务问题　由于对老年期痴呆的忽视，许多家庭在老人晚期面临着财产遗赠、房屋居住、藏品馈赠等诸多重要问题。现在做好计划可以减轻以后的压力。如果可能，让痴呆老人及其他家庭成员共同参与计划与决定。

8. 照顾好你自己　你的健康是重要的，不应忽视。花一些时间保持你的兴趣和爱好。与朋友和家人保持联系，你就不会感到孤独。要找到身心放松的方法，你需要在照护中定期休息，不要等到筋疲力尽了再计划休息。

9. 控制并释放你的压力　照护痴呆老人会遇到各种压力，有的来自老人的漠视，有的来自你内心的愧疚，还有的可能来自他人的无端指责。压力会造成种种身体上的不适及行为的改变（好发脾气、

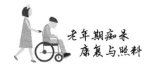
注意力不集中、记忆力减退、食欲缺乏等）。你的症状要及时请教医生，要找到合适的、能听你倾诉的人，来释放压力、寻求支持和安慰。保持幽默感是一个好的应对策略。

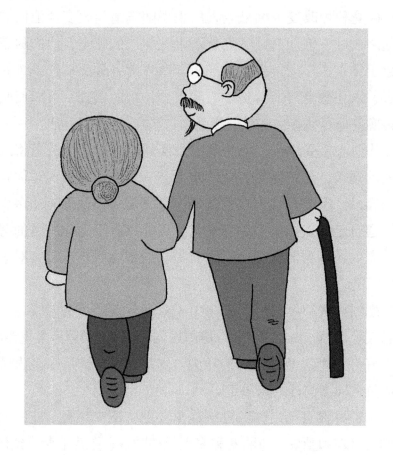

10. 认识到你的作用而不要内疚　你只是一个普通人，因此，偶尔你可能会失去耐心，有时候你无法提供你想给予的所有照护。但是请你记住：你已经尽了最大的努力了，你是功臣。作为一个已经诚心奉献的照护者，你不应该感到内疚。你所爱的人需要你，而你就在他身边，这才是最重要的。

图书购买或征订方式

关注官方微信和微博可有机会获得免费赠书

 淘宝店购买方式：

直接搜索淘宝店名：**科学技术文献出版社**

 微信购买方式：

直接搜索微信公众号：**科学技术文献出版社**

 重点书书讯可关注官方微博：

微博名称：**科学技术文献出版社**

 电话邮购方式：

联系人：王　静　　　　　　　　　汇款方式：

电话：010-58882873，13811210803　　户　名：科学技术文献出版社

邮箱：3081881659@qq.com　　　　　开户行：工行公主坟支行

QQ：3081881659　　　　　　　　　帐　号：0200004609014463033